ベッドサイドで困ったとき

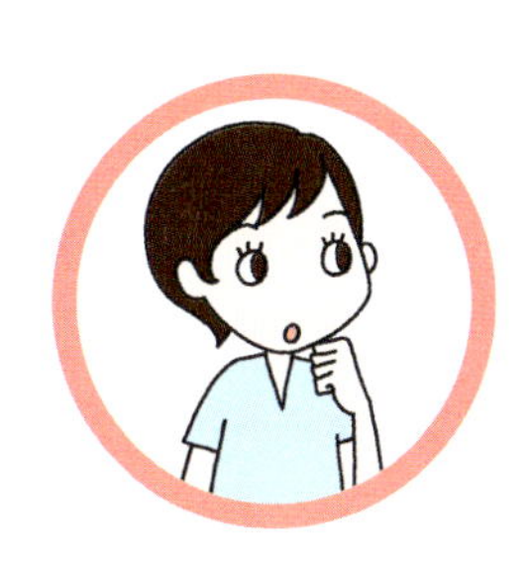

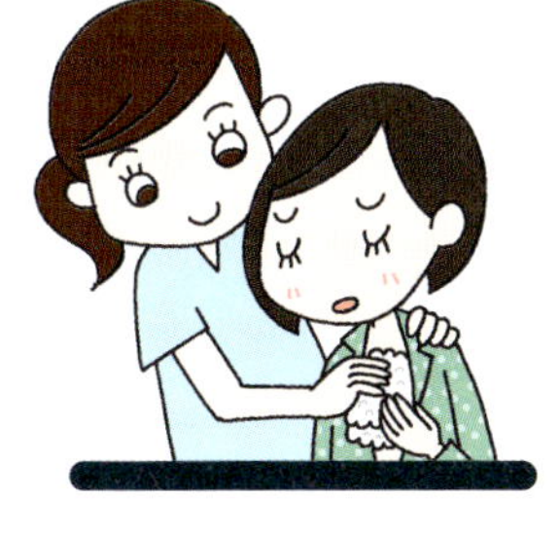

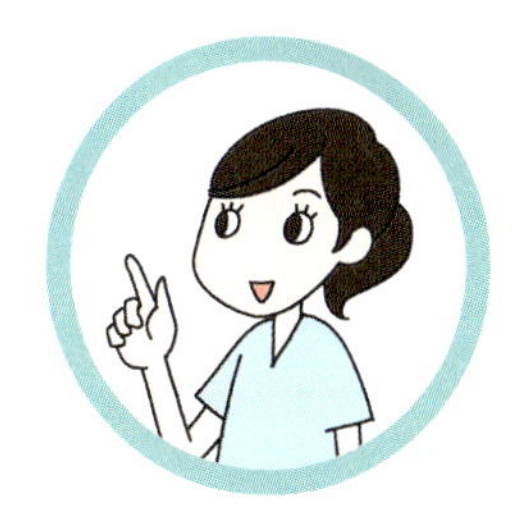

『私たち、こうしてます！』

実践力をUPするケアの技術

編著

聖マリアンナ医科大学病院 看護部

照林社

はじめに

わが国では、高齢かつ多疾患を抱える患者さんの増加や、医療技術の進歩に伴う治療選択の多様化が進んでいます。このように医療を取り巻く環境は刻々と変化しており、私たち看護職はよりよい看護をめざし、日々悩みながら成長しています。

本書を手に取られた方が、当院看護職員の臨床の場で得た多くの知識や経験を参考にして、活き活きと働き続けられる手助けになればと思い、制作に取り組みました。そのなかで、当院の新人・若手看護師を中心に、看護実践のなかで困っていたことや、わからなかったことについて、実際にアンケートを行いました。その結果、新人・若手看護師は基礎教育では学ぶことがなかった臨床の「コツ」と、専門職としてより実践的な「知」の両方を求めていることがわかりました。

さらに本書で執筆を担当した主任看護師たちにも、後輩指導を通して実際に受けた質問や、自らの経験から実践している工夫などについて、アンケートを行いました。主任看護師は、配属された診療科の疾患や看護を学び、ガイドラインや研修などを通して個別性への対応やコツを見出していることがわかりました。つまり、「知識」と「技術」と「経験」という、あたりまえの日々の積み重ねは、看護師の成長のプロセスとして大切な過程なのだと感じました。

本書は、若手看護師や施設内・外へ異動した看護師が、看護実践のなかで疑問に感じる技術を8つの章に分類しました。さまざまな疑問に対し、スタンダードなケアと、そのケアの根拠を解説する形式で記述し、さらに先輩のコツや見逃せないポイントを伝えることによって、ベッドサイドで明日から活用できる構成となっています。

最後になりますが、みなさんが安心と自信をもって患者さんにかかわるために、本書を通して当院の看護実践が少しでもお役に立てればとてもうれしく思います。

2024年 8月

編者を代表して
塚本 孝枝

CONTENTS

1 採血・注射

2 ドレーン・カテーテル

3 モニタリング

4 呼吸ケア

5 循環ケア

6 日常ケア

7 母性・小児ケア

8 その他

豆知識

装丁・本文デザイン スタジオダンク
カバー・本文イラスト 千葉さやか（Panchro.）
DTP制作 林 慎悟
撮影 中込浩一郎

- 本書で紹介している治療・ケア方法などは、執筆者が臨床例をもとに展開しています。実践により得られた方法を普遍化すべく努力しておりますが、万一本書の記載内容によって不測の事故等が起こった場合、著者、出版社はその責を負いかねますことをご了承ください。
- 本書掲載の画像は、モデルによる撮影、および臨床例のなかからご本人・ご家族の同意を得て使用しています。
- 本書に記載している薬剤や医療機器等の選択・使用方法については、2024年7月現在のものです。使用にあたっては、個々の添付文書や取扱説明書、各学会ガイドライン、規約などを参照し、適応・使用方法等は常にご確認ください。

編著者一覧

聖マリアンナ医科大学病院 看護部

編集

塚本 孝枝 看護部 副看護部長

後藤 淳子 看護部 看護師長、助産師

熊木 孝代 看護部 看護師長

沼里 貞子 看護部 看護師長

執筆（五十音順）

看護部 主任看護師

赤坂 留美
稲垣 文香
井上 千晴
江森 亮太
大迫 晴佳
小嶋 良子
後藤 絵里奈
齊藤 奈穂
佐藤 浩史
嶋田 巧
田川 朋美
中川 絵梨
中島 麻美
原畑 沙耶佳
平野 なをみ
福島 啓介
古市 朋子
森谷 直子
山口 真由美
鷲見 保奈

撮影協力

野副 陽子 看護部 副看護師長、皮膚・排泄ケア認定看護師

本書の使い方と特徴

これは、ベッドサイドで困ったときに「スタンダードの看護技術」にプラスして、その患者さんに合わせたアセスメントや対応ができるための「根拠」と先輩たちの「知恵・工夫・ワザ」を紹介する本です。
「こんなとき、どうしているの？」といった疑問に、「私たち、こうしてます！」と先輩看護師の日々の実践方法をお答えしています。いつもの看護に役立つヒントが満載です。

特徴

1 臨床でよくある"困った"ことを解決

聖マリアンナ医科大学病院の新人・若手看護師のみなさんから寄せられた「悩みがちな困ったケース」に、普段から病棟で後輩を指導している先輩看護師たちが解決策を示しています。

2 根拠に基づくスタンダードをおさらい

ケースに合わせて、まず最初に「スタンダードの技術」を紹介しているので、根拠に基づいた基本の看護技術を学び直すことができます。

3 明日からすぐ役立つ実践力が身につく

テキストで勉強した標準的な看護技術だけでは対応が難しいような、実際的な場面を数多く取り上げているので、さまざまなケースの多様性のある患者さんに対応できる、実践力が身につく構成です。

本書に登場する人物

病棟で担当患者さんを受け持ちながら、
困ったことや悩みを本書内で共有します

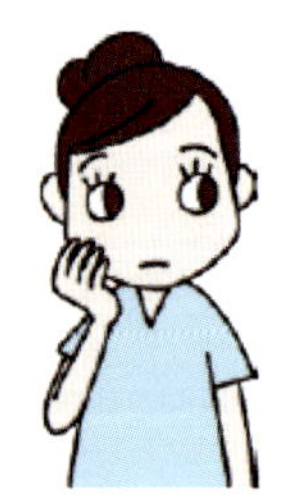

看護師1年目
さくらさん

教科書通りにいかない臨床に、日々迷いながらも邁進中。

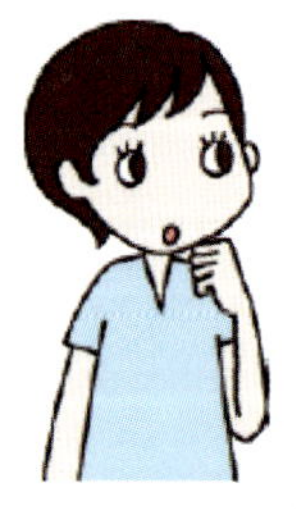

若手看護師
アンナさん

異動を経験し、以前いた施設との違いに、とまどうことも多い3年目。

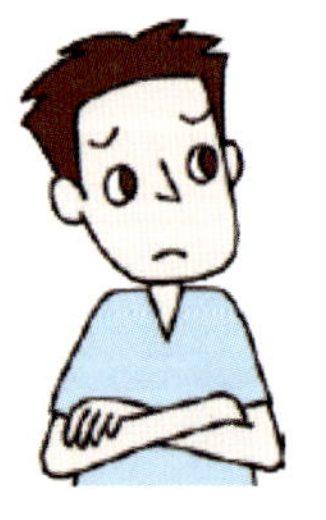

若手看護師
ひじり（聖）さん

ひととおり病棟業務も経験したけれど、いまいち自信がもてない2年目。

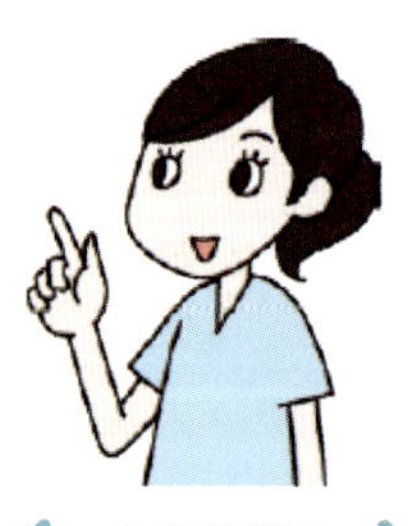

先輩看護師
マリコさん

主任として、病棟内の後輩たちをやさしく見守りフォローする12年目。

本書で取り上げている主なテーマ

▶ 次のページから、ベッドサイドで困ったときのケアの技術を学びましょう!

1 真空管採血の順番がわからない

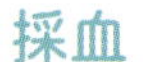

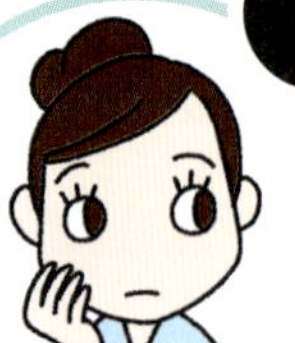

ココに困った…

看護師1年目
さくらさん

受け持ち患者Aさんの採血の指示が出たので、採血に向かったところ、真空採血管(採血管)の種類が複数あった。
採取する順番を気にせずに採血してよかったのかな? 順番があったような気がするけれど・・・。

担当する患者さんの情報

- Aさん、70歳代、女性。
- 血便がみられており、下部消化管出血の疑いで入院となった。
- 脳梗塞の既往があり、抗凝固薬を内服している。
- 日常生活動作(activities of daily living：ADL)自立、認知症なし。

さくらさんは翼状針を使って、黒色の採血管で凝固採血を行いました。
採血は成功して、血液が入らなくなるまでしっかり採れたはずなのに、その後、検査部より「検体の量が不足している」との電話がきて、採り直しとなりました。

スタンダードのケア

- 翼状針を用いた真空管採血と直針を用いた注射器採血では、血液を採取する採血管の順番が異なる。
- 採血の物品準備のときに、穿刺針の種類と採血管の順番を確認しておく。

Key word 採血の順番／翼状針採血／直針採血

私たち、こうしてます！

先輩ナースからのアドバイス

採血法に応じて採血順が異なる

なぜ採取する採血管の順番が変わるのか、考えてみましょう。
まずは翼状針と直針の違いとして、針と採血管までの距離が違います。直針は採血管に近いので、空気が混入することが少ないです。一方、翼状針は針から採血管までの距離があるため、そのぶん空気が混入するため血液が入る量が少なくなってしまいます。 翼状針で採血する際には、「凝固(黒)」や「血沈(オレンジ)」を最初に採取すると、針先から採血管までのルート分の空気が混入し、規定量が入らなくなってしまいます。そのため、**翼状針で採取する場合は「生化学(ピンク)」を最初に採取しましょう。** Point

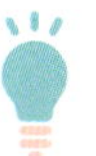

穿刺針による採血法の違い

種類	形状	メリット・デメリット
翼状針（真空管採血）	● 羽がついている ● 針は短め ● 逆血が確認できる	○患者への負担が少ない ○成功率が高い ○神経損傷率が低い ×コストが高い ×シリンダーから針までルートがあり、採血時に空気が混入するため、規定量の採血が取れないことがある
直針（注射器採血）	● まっすぐ ● 針は長め ● 鋭い	○１本目から採取可能 ○コストが安い ×逆血が確認しにくい ×採取時にシリンジごとしっかりと固定が必要

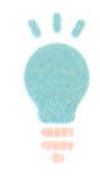

翼状針と直針における採血の順番

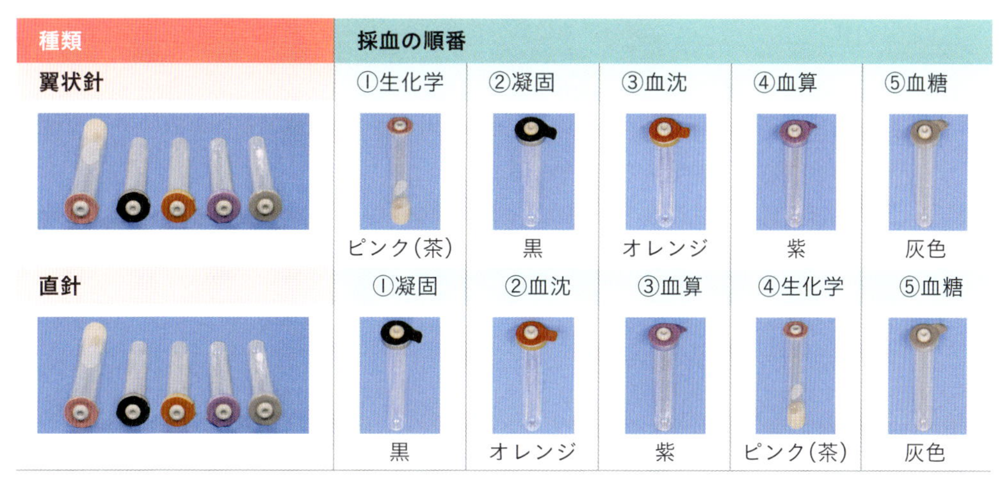

種類	採血の順番				
翼状針	①生化学	②凝固	③血沈	④血算	⑤血糖
	ピンク(茶)	黒	オレンジ	紫	灰色
直針	①凝固	②血沈	③血算	④生化学	⑤血糖
	黒	オレンジ	紫	ピンク(茶)	灰色

※色は施設によって異なる場合もあるため、自施設の取り扱いに従う。

2 血管がわかりづらい

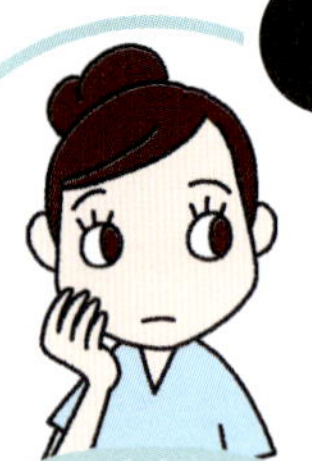

ココに困った…

看護師1年目
さくらさん

Aさんは、あまり血管が見えないな。血管が浮き出るように駆血帯をきつく巻けば血管が見えるようになるのかな。

担当する患者さんの情報

- Aさん、70歳代、女性（1と同一人物）。
- 血便がみられており、下部消化管出血の疑いで入院となった。
- 脳梗塞の既往があり、抗凝固薬を内服している。
- ADL自立、認知症なし。

Aさんの血管が見えづらいので、さくらさんは駆血帯を強く巻き、血管を探すのに1分以上の時間がかかってしまいました。きつく巻いたことで血管をなんとか見つけることができ、採血もうまくいったのですが、検査結果に異常値が出てしまい、再検査となってしまいました。

スタンダードのケア

- **駆血帯を巻く際の適切な圧は、通常40mmHg程度（動脈の血流を妨げず、血流を適度に遮ることができる圧）である。**
- **日本臨床検査標準協議会「標準採血法ガイドライン」[1)]によると、駆血時間が1分以内であれば、検査項目への影響は許容範囲内であるという指針が表示されている。**

Key word 採血／駆血／血管

私たち、こうしてます！

先輩ナースからのアドバイス

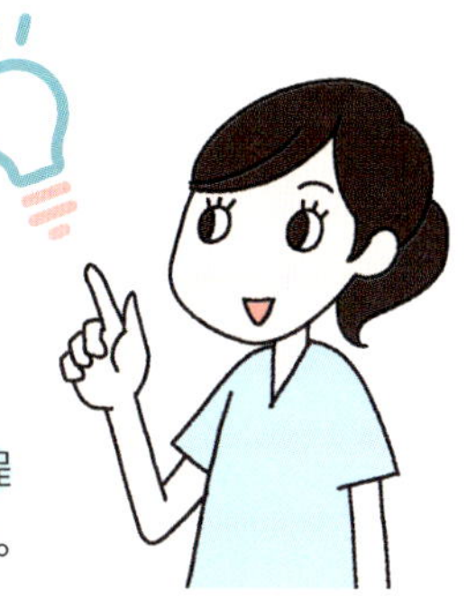

駆血帯を強く巻きすぎるとリスクがある

▶ 動脈が圧迫されて血流を遮断する

駆血帯を巻く強さのめやすは、腕に巻いた部分のゴムがつぶれる程度です。バンドタイプの場合、ゴムが白く見えるぐらい強く締めます。

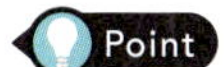

駆血帯（バンドタイプ）の実際

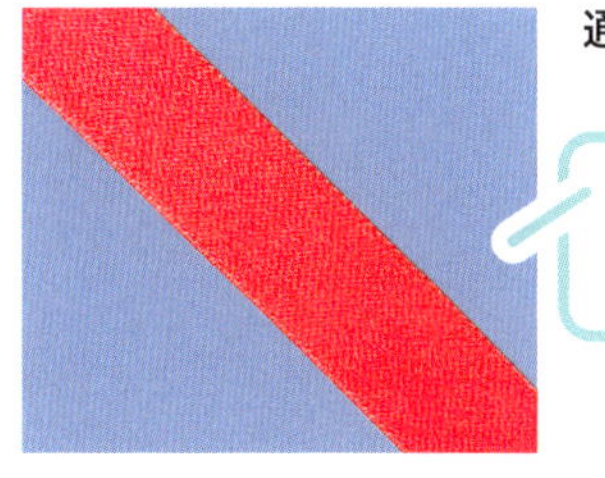

ゴムは見えない

通常時

ゴムが見えて、
少し白く
なっている

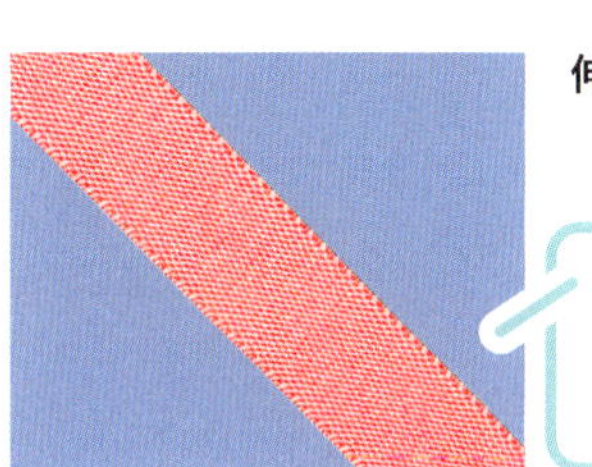

伸ばした状態

駆血帯の留め方・コツ

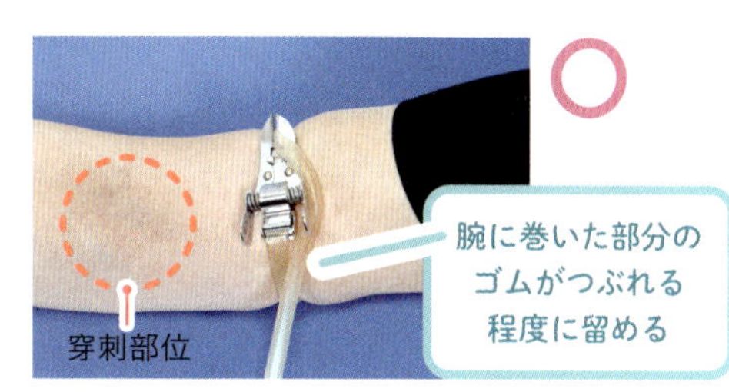

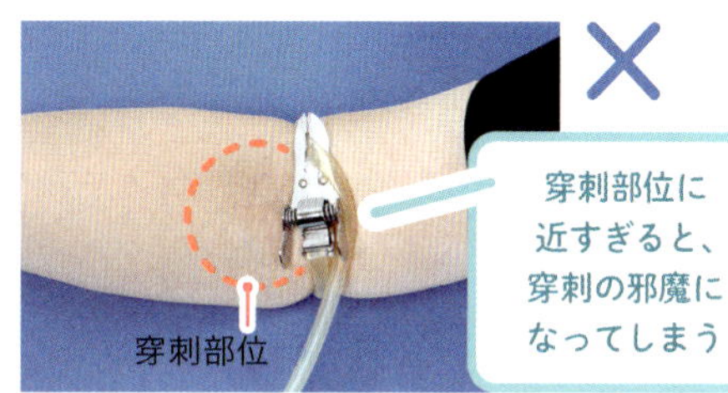

▶ 血液検査データへの影響が出る（溶血）

溶血とは、血液のなかの赤血球が破裂してしまって、ヘモグロビンが血漿と混ざった状態になってしまうことをいいます。溶血になると、血液検査データに影響が出てしまいます。駆血帯の巻き方に限らず、溶血させないためのいくつかのポイントをおさえて採血を行います。

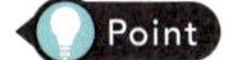

溶血させないためのポイント

- 駆血時間を短くする
- 駆血帯を強く巻きすぎない
- 消毒が乾いたことを確認し、採血を開始する
- 針は 23G より細いものは使用しない
- 血腫部位からの採血はしない
- シリンジ採血の際に内筒を強く引きすぎない
- 転倒混和は泡立たないように、ゆっくり 5回程度行う
- 駆血帯は穿刺部位の 7 ～ 10cm 程度中枢側に巻く

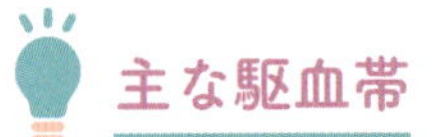

主な駆血帯

	種類	特徴・用途・使用部位	注意
ゴム製	駆血帯	● 種類が多い(抗菌・シリコン・ラテックスフリーなど多数あり) ● 駆血帯を縛って駆血する	● 駆血するときに皮膚を巻き込まないよう注意する ● ゴムなので劣化で切れてしまうことがある ● 使用ごとに消毒綿で拭く
ゴム製	ピンチ付き駆血帯	● 種類が多い(抗菌・シリコン・ラテックスフリーなど多数あり) ● 駆血帯にピンチが付いており、駆血帯を縛らずピンで留めることで駆血ができる	● ピンチで皮膚を挟まないよう注意する ● ゴムなので劣化で切れてしまうことがある ● 使用ごとに消毒綿で拭く
ゴム製	ディスポーザブル駆血帯(バンドタイプ)	● 使い捨てで、感染症患者などは特にメリットがある ● 点線で切れ目がついている	● 駆血するときに皮膚を巻き込まないよう注意する ● ゴムなので劣化で切れてしまうことがある
布製	ワンタッチ駆血帯(バンドタイプ)	● ワンタッチ式で駆血帯を外しやすい ● ラテックスフリーのものもある ● 子どもの緊張を和らげるように小児向けキャラクター柄などもある	● 汚染したときにすぐに洗うことができない ● 駆血するときに皮膚を巻き込まないよう注意する

血管がわかりづらい患者に対する採血のコツ

駆血帯を強く巻かなくても血管を見やすくするコツをいくつか紹介します。手の握り方でも血管の状態が変わり、穿刺しやすくなります。

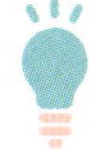

血管がわかりづらいときの対応

患者さんへの声かけを忘れずに！

- 血管がわかりづらい場合は、事前に手を温めるなどして血流をよくする
- 血管の怒張を促進させるため、患者の手を軽く握る
- 手背の採血時は手を握ってもらうが、親指（母指）を中に入れたときより親指を出してもらい、ひとさし指（示指）に添えるように握ってもらうと、より血管が見えやすくなる
- 座位で行う場合、採血部位を心臓より下にする

注意点

- 強く巻きすぎると、末梢側に出血斑や過度のうっ血、しびれを生じる場合がある
- 握ったり開いたり（グーパー）を繰り返す動作（クレンチング）は、カリウム値に影響が出る可能性があるため避ける

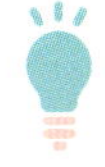

採血時における手の握り方の比較

親指を中に入れる方法

- 親指を中に入れたり、下の位置にして握ったりすると、皮膚が伸展するため血管も一緒につぶれてしまい、見えにくい。

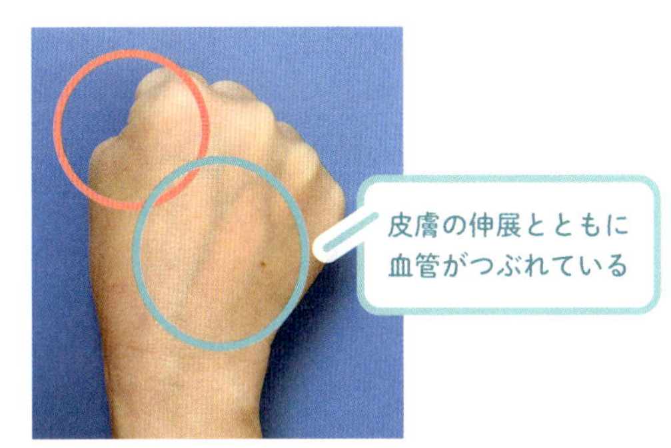

親指を外に出す方法

- 親指をひとさし指に乗せるように手を握ってもらうことで、血管が浮き出る。

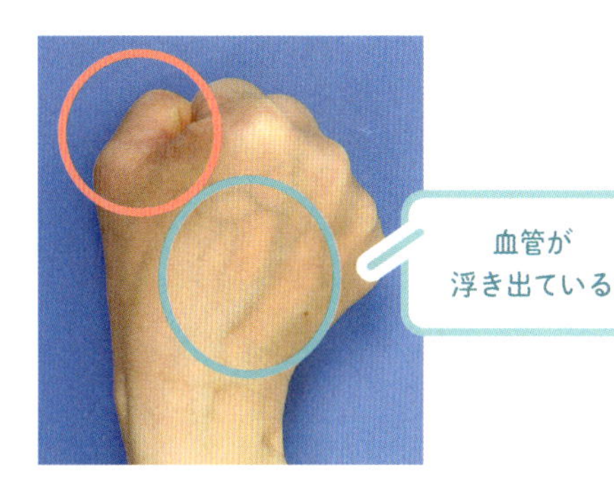

駆血帯解除時のリスクを防ぐ

駆血帯を解除するタイミングも重要です。リスクを防ぐ主なポイントを挙げます。

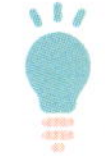

駆血帯解除時のリスクを防ぐポイント

- 駆血帯の解除は、**採血管をホルダーから抜去した後**に行う
  →採血管がホルダーに差し込まれたまま駆血帯を外すと、圧力差により採血管から血管内への血流の逆流が起こることがある。
- 駆血帯の解除は、**針を抜去する前**に行う
  →駆血帯を装着したまま針を抜去すると、穿刺部位からの出血や皮下血腫を生じるリスクが高まる。

文献

1）渡邉卓編：標準採血法ガイドライン（GP4-A3）．日本臨床検査標準協議会，東京，2019．

3 採血後の止血ができない

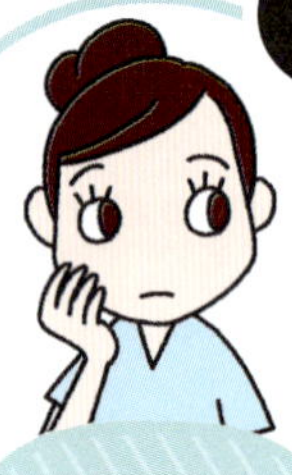

ココに困った…

看護師1年目
さくらさん

抗凝固薬を使用しているAさん。採血後、しばらく圧迫止血をしたけれど血が止まらない。どうしたらいいのだろう・・・。

担当する患者さんの情報

- Aさん、70歳代、女性（❶❷と同一人物）。
- 血便がみられており、下部消化管出血の疑いで入院となった。
- 脳梗塞の既往があり、抗凝固薬を内服している。
- ADL自立、認知症なし。

さくらさんは、採血後、ガイドラインに沿ってAさんに5分ぐらい自分で穿刺部位を押さえるように説明しました。Aさんは、5分経ったので押さえるのをやめましたが、血が止まっておらず、垂れてきてしまいました。
「Aさんによる圧迫方法が弱かったせいかな・・・」と思いましたが、抗凝固薬を服用しているので、通常よりしっかり押さえるように説明すればよかったのかも、とふり返りました。

スタンダードのケア

- **日本臨床検査標準協議会「標準採血法ガイドライン」[1]に沿うと、採血後、通常の患者では5分程度、穿刺部位を圧迫する。**
- **原疾患や抗凝固薬・抗血小板薬の内服など、より出血傾向がある患者には、長めに圧迫する。**

Key word 採血／止血／圧迫止血時間

私たち、こうしてます！

先輩ナースからのアドバイス

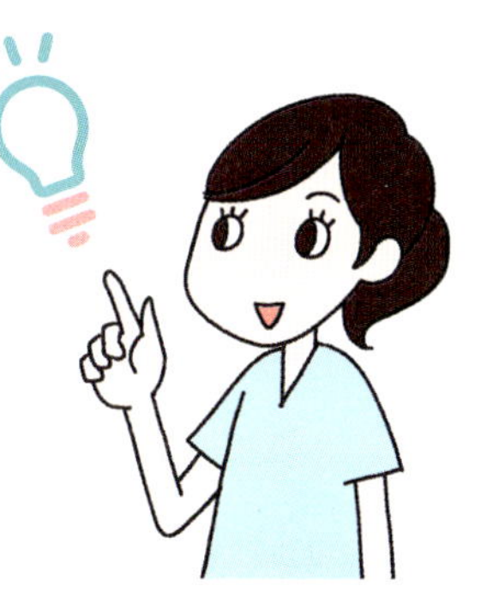

下記のような疾患、出血傾向のある患者さんに採血を行う際は、止血に注意が必要です。採血者は事前にカルテなどから情報収集を行いますが、採血時に自ら医療者へ伝えるよう、患者さん自身にも説明します。

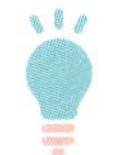

採血後の止血に注意したい主な疾患・状態

- 先天性や後天性の血液疾患
  - ・急性白血病や再生不良性貧血
  - ・突発性血小板減少性紫斑病
  - ・播種性血管内凝固症候群（disseminated intravascular coagulation：DIC）
  - ・血友病
- 抗凝固薬の服用
- 肝疾患による凝固因子の減少
- ビタミンＫ不足
- 抗がん薬による骨髄抑制　　など

患者自身で圧迫止血できない場合や止血が不十分になる場合は、止血ベルトを使用することもあります。Point

穿刺部位を直接圧迫せず、肘を曲げることのみによる止血は、効果が不十分になる可能性があるので行いません。

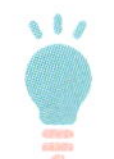

ディスポーザブルタイプの止血ベルト（一例）

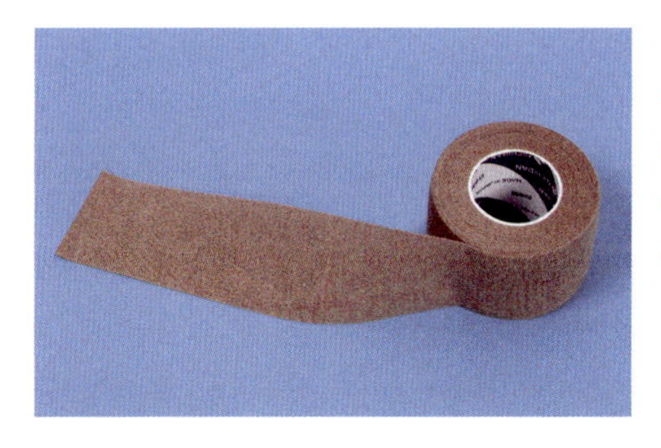

止血ベルトを使用している主な患者

- 自分で止血できない患者。
- 麻痺のある患者。
- 出血傾向のある患者。
- 抗凝固薬を内服している患者。

使用例

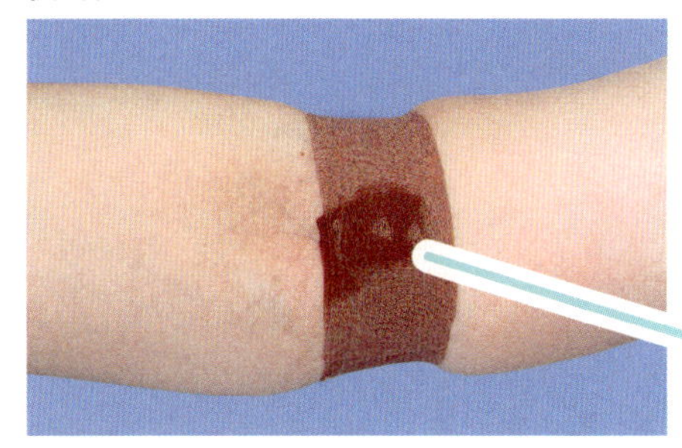

穿刺部位の消毒綿を当てたまま、止血ベルトを使用する

使用時のポイント

- きつく巻きすぎない。
- 必ず動脈が触れることを確認する。
- 止血ができたら外してよい。

文献

1）渡邊卓編：標準採血法ガイドライン（GP4-A3）．日本臨床検査標準協議会，東京，2019．

4 動脈採血後の圧迫止血に時間がかかる

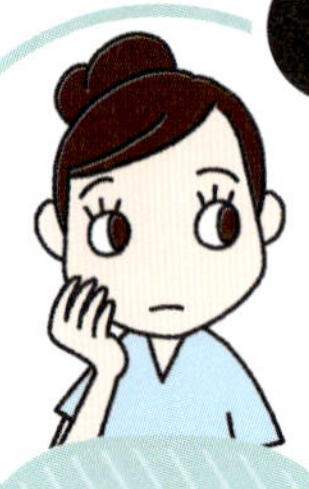

ココに困った…

看護師1年目
さくらさん

動脈採血の終了後、圧迫止血をすることになった。静脈採血と動脈採血では、圧迫止血に違いがあるのかわからない。動脈採血後、何に気をつけたらよいのだろう。

担当する患者さんの情報

- Aさん、70歳代、女性（❶～❸と同一人物）。
- 血便がみられており、下部消化管出血の疑いで入院となった。
- 脳梗塞の既往があり、抗凝固薬を内服している。
- ADL自立、認知症なし。

静脈採血と同様、5分間の圧迫止血を実施しました。しかし、じわじわと出血がみられるため、圧迫止血を継続しました。

スタンダードのケア

- **動脈採血後、基本的には医師が圧迫止血を実施する（圧迫時間は10～15分程度）。**
- **あまり強く押さえすぎると、末梢のチアノーゼ（皮膚）や知覚低下、痛みなどを生じるため注意する。**

Key word 動脈採血／圧迫止血

私たち、こうしてます！

先輩ナースからのアドバイス

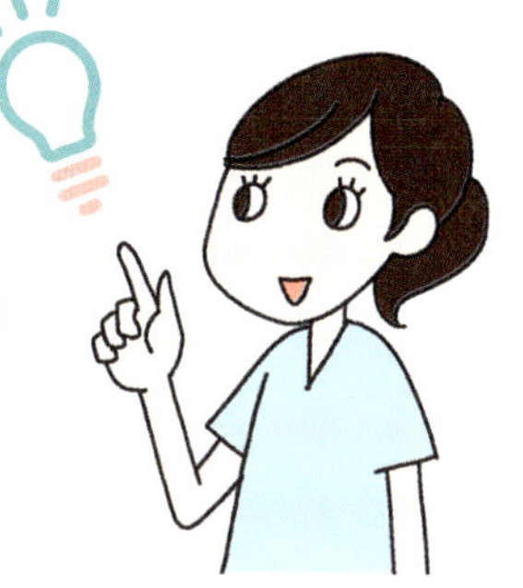

医師が圧迫止血を行った後、ある程度の止血を確認したものの、まだ完全に止血できていない場合は、**看護師介助でガーゼ圧締止血を実施します。** Point
圧締止血する際は、①止血部位を押さえすぎないようにする、②動脈触知を確認する、③しびれがないかを確認するようにしましょう。

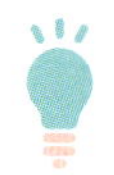

動脈採血後の止血のポイント

①穿刺部位の上にガーゼを数枚折り重ねて、穿刺針の上から軽く圧迫する

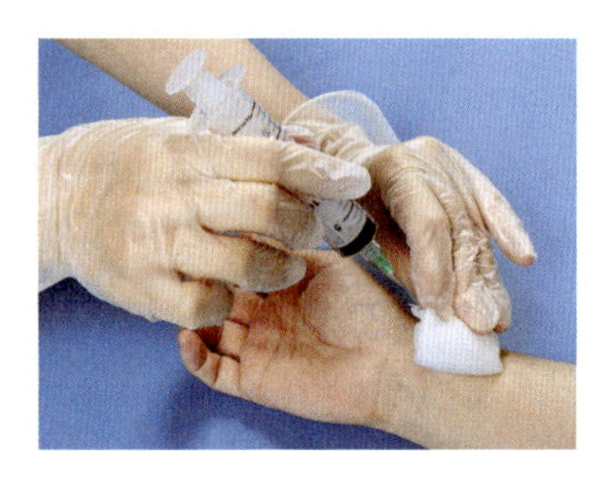

②穿刺針を静かに抜去すると同時に、皮膚の穿刺部位より少し近位（中枢側：動脈を穿刺したと思われる部位）を２本の指で通常の静脈採血後の止血より強く圧迫する

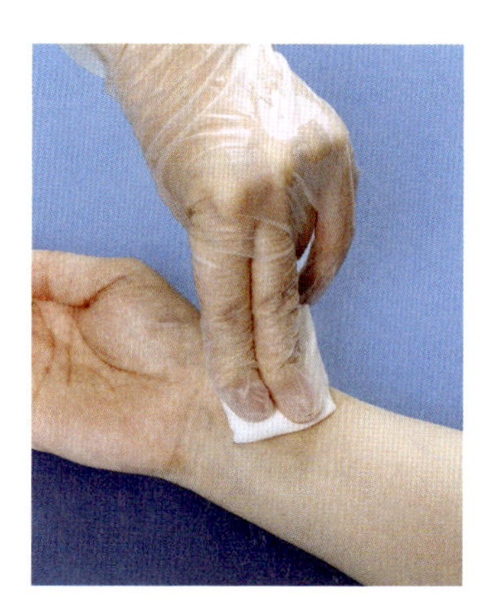

③拍動の位置などから、確実に動脈の直上を圧迫していることを確認する

④10～15分程度、圧迫する

⑤圧迫止血後は圧締止血を行う

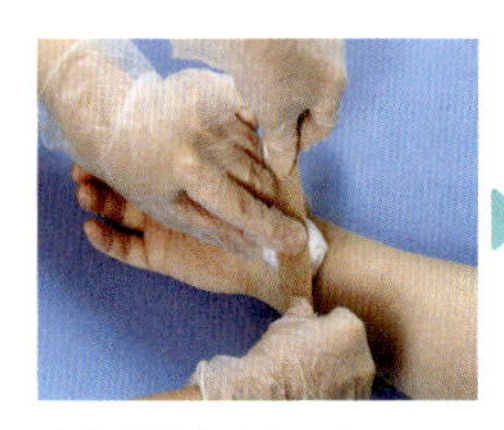

中央部を押さえて留める

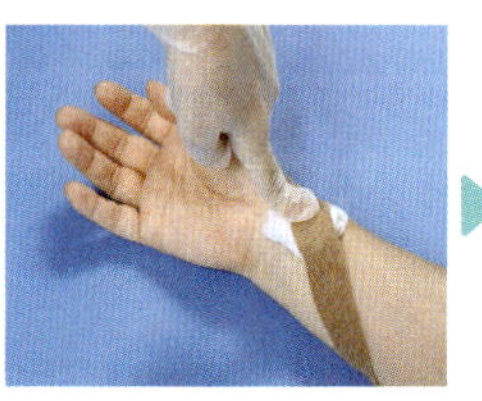

両端を片方ずつ引っ張りながら留めていく

中央部から貼り、圧迫するように両サイドにテープを引っ張りながら留める

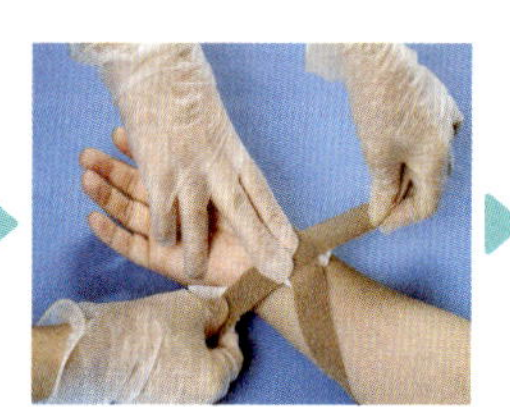

中央部を押さえて留める。両端を片方ずつ引っ張りながら留めていく

麻痺やしびれの原因になるので、動脈を強く圧迫しすぎない

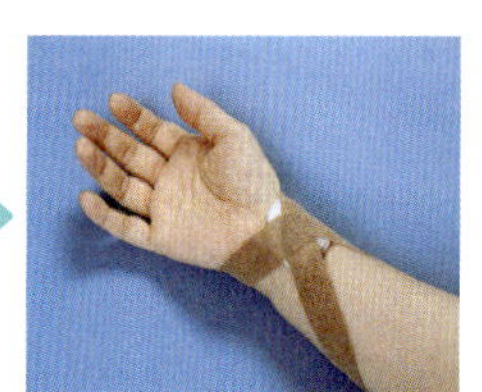

クロス（×字）にテープを留める。動脈が触れることを確認する

テープを留めたとき、皮膚のしわがあるとテープをはがす際に皮膚損傷のリスクがあるため注意する

文献

1）渡邊卓編：標準採血法ガイドライン（GP4-A3）．日本臨床検査標準協議会，東京，2019.
2）森皆ねじ子：ナース専科BOOKS ねじ子のヒミツ手技＃．エス・エム・エス，東京，2018.

5 指先から血糖測定用の血液が採れない

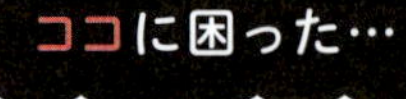

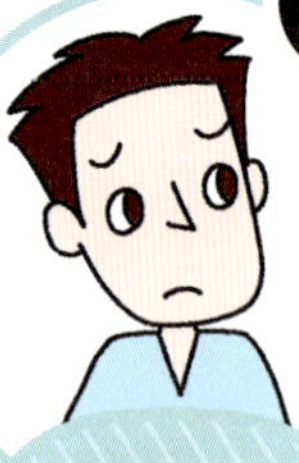

ココに困った…

若手看護師 ひじりさん

日勤帯に、血糖測定のため指先に穿刺して血液採取を行おうとしたけれど、末梢が冷たく、うまく血液が出てこなかった。

担当する患者さんの情報

- Bさん、50歳代、男性。
- 糖尿病性ケトアシドーシスにて入院。
- もともと糖尿病でインスリンを自己注射していた。
- 入院時から尿量が多く、高度の脱水状態。
- 大量の輸液投与とインスリンの持続投与を行っている。
- 血糖測定時はややぐったりしており、手が冷たく、血圧も74/42mmHgだった。

末梢冷感は、血圧低下による末梢の循環血液量の低下が考えられます。Bさんは手が冷たくなっており、血圧も低いことから、末梢への循環血液量が減少していて血液が出にくかったと考えられました。

スタンダードのケア

- **末梢血から行う血糖測定は、一般的に指の腹を穿刺して血液を採取する。**
- **患者さんの自己血糖測定も指先の穿刺による採血を説明している。臨床においては、指先や耳たぶからの血糖測定が一般的である。**

Key word 血糖測定／末梢血／ショック

私たち、こうしてます！

先輩ナースからのアドバイス

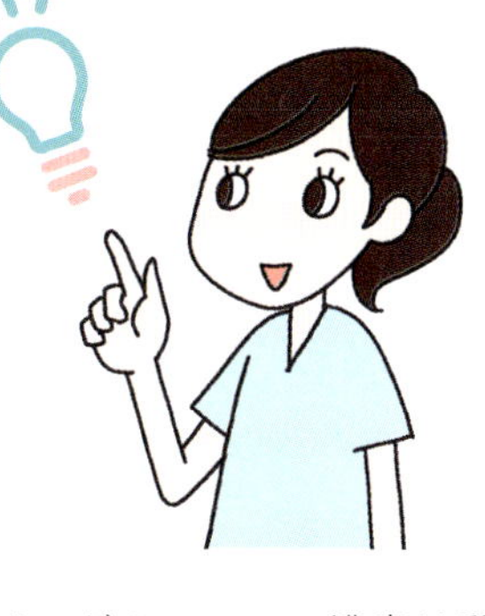

血糖値は測定部位によって異なる

一般的に血糖値は、静脈血、末梢血（毛細血管）、動脈血で異なると考えられています。
血液は心臓から大動脈へ流れ、全身へ供給されます。動脈血は全身の組織に供給するため、グルコースを豊富に含んでいます。一方、心臓へ戻ってくる静脈血は、組織で消費された後の血液のため、グルコースの濃度は動脈血よりも低い値となります。
末梢血からグルコースは組織に配られるため、腕からの静脈採血よりもグルコースの濃度が高くなりやすいです。
すなわち、血糖値は動脈血＞末梢血＞静脈血となります。 Point

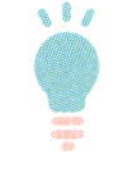

血液の循環と血糖値

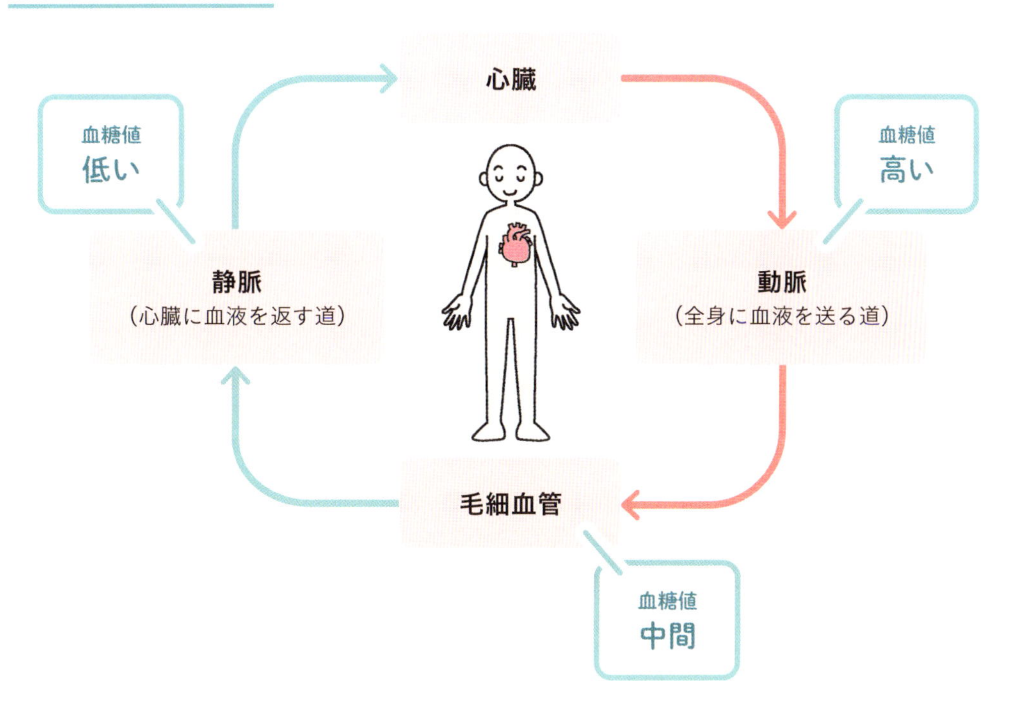

指先から絞り出すことはしない

指先から採った末梢血からの血糖測定では、採取時に血液がうまく出てこないからといって、測定に必要な量を確保するために指先を強く圧迫し、絞り出すことは避けましょう。組織液が混じり測定結果に影響を及ぼすため、あくまで軽く圧迫します。
また、皮膚が硬い、末梢が冷たい場合も血液が出にくいため、軽くマッサージを行ったり、指先以外の測定部位を選択します。 Point

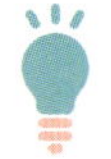

指先からの血糖測定方法

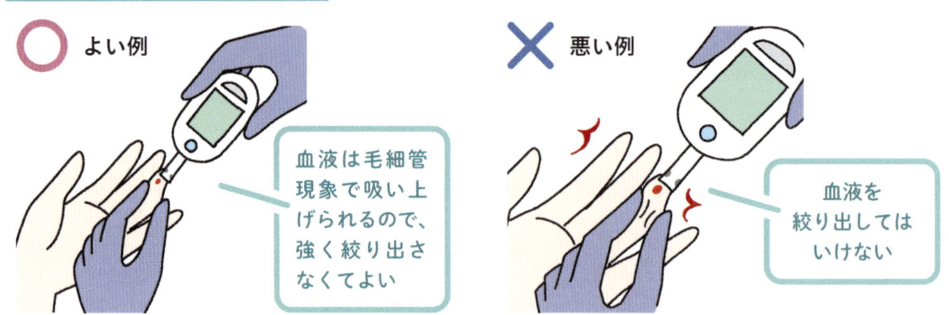

耳朶からの採取は針刺しに注意

耳朶（耳たぶ）から末梢血を採取することも可能ですが、穿刺針が耳朶を貫通して針刺し事故を起こってしまった事例も報告されており、厚生労働省から注意喚起されています[1]。

やむを得ず耳朶で採取する場合は、穿刺部の裏側を直接指で支えずに、耳朶の端を引っ張り支えるなど、慎重に行う必要があります。Point

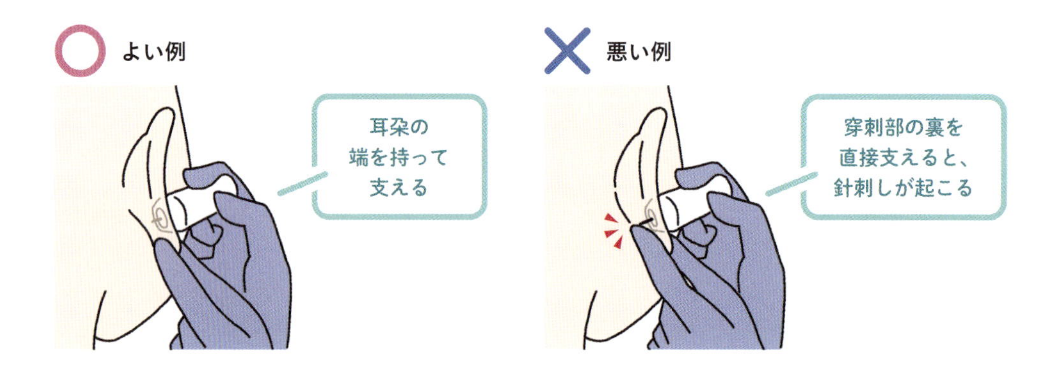

循環不全の状態では正確な検査ができないことがある

患者さんの状態が悪化した場合や重症の場合、末梢循環不全を起こしていることがあります。循環不全とは、心臓からの血液が全身に十分に送られていない状態であり、全身の臓器に有効な血流を維持できず、臓器の機能低下を起こします。

全身に有効な血流を送れない状態では、末梢血へ流れ込む血液量も減少するため、末梢血を用いた血糖測定では正確な血糖値を測定できない可能性があります。この場合は末梢血以外の血糖測定を行いましょう。Point

循環不全などの疾患に起因しない冷感の場合、マッサージなどにより温めて穿刺しましょう。Point

Bさんのように意識状態の悪化やバイタルサインの変化がみられた場合は、末梢血からの簡易血糖測定ではなく、静脈または動脈からの採血を行うほうが正確に患者さんの状態を把握できます。Point

Bさんは自己血糖測定による指先の肥厚も考えられます。肥厚部分を避けた穿刺も効果的です。Point

文献

1）医薬品医療機器総合機構：PMDA医療安全情報No.18微量採血のための穿刺器具による採血時の注意について，2010年6月．https://www.pmda.go.jp/files/000144079.pdf（2024.6.10.アクセス）

6 高齢者糖尿病の血糖コントロールが違う理由がわからない

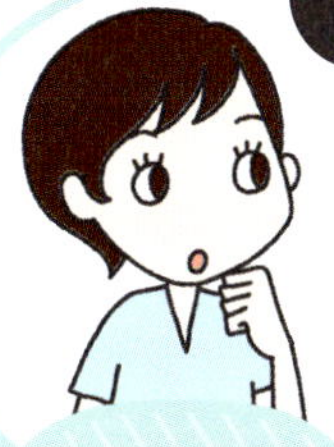

ココに困った…

若手看護師 アンナさん

入院患者の血糖測定を回っていたとき、患者ごとによって血糖コントロールの指示が違うことに気がつきました。なぜCさんだけ血糖指示がゆるく、インスリン使用開始基準の数値が高いのかわからない。何か注意点があるのかな。

担当する患者さんの情報

- Cさん、80歳代、女性。
- 既往に大動脈弁狭窄症、糖尿病、骨粗鬆症、高血圧、慢性腎不全がある。
- 日常生活動作（ADL）は、屋内はつたい歩き、屋外は杖をついて歩行可能。
- 最近物忘れが増えてきているのを、家族が心配している。

Cさんは80歳代と高齢であり、物忘れが増えているという情報から、食事量の偏りや1回の摂取量に変動があることが予測されました。また、入院中は検査のために欠食や延食なども考えられるため、食事摂取量や血糖値の推移に特に注意が必要です。

スタンダードのケア

- **施設により基準は異なるが、血糖値140mg/dL以上からインスリンの使用が検討されることが多い。**
- **高齢者は低血糖になりやすいため、血糖コントロールがゆるやかに設定されていることが多く、血糖値200mg/dL以上からとなることがある。**

Key word 高齢者糖尿病／低血糖／生活習慣

私たち、こうしてます！

先輩ナースからのアドバイス

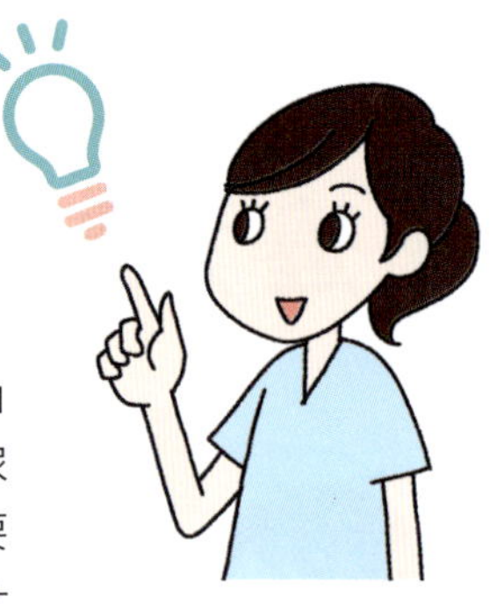

高齢者糖尿病の血糖コントロールはゆるやか

過去１か月における血糖値の変動を示す値がHbA1c（ヘモグロビンエーワンシー）です。正常値は6.5％以下ですが、高齢者糖尿病患者については、早期から良好な血糖値を維持することが重要として、日本糖尿病学会は「高齢者の場合は７％未満」という指針[1]を表明しています。
また、成人の糖尿病患者は、生活習慣の是正から指導することもありますが、高齢者の場合、長年の生活習慣を変えていくことは容易ではありません。高齢者が抱えている疾患や今までの生活背景から、血糖コントロールはゆるやかとなっています。

高齢者は低血糖になりやすい

高齢者では加齢に伴って、インスリン分泌低下、細胞老化によるβ細胞機能不全、体組成の変化（骨格筋量の低下、内臓脂肪の増加）、身体活動量の低下によるインスリン抵抗性の増大などにより、耐糖能が低下することが知られています。
高齢者は低血糖による自律神経症状である発汗、動悸、手の震えなどの自覚症状に気づけないことが多いです。また、高齢者の低血糖症状には、身体のふらつき、脱力感、倦怠感、霧視、意欲低下、せん妄などの中枢神経症状を示すために、低血糖が見逃されやすく、重症低血糖を起こしやすいとされています。
さらに、Cさんのように糖尿病の既往、長期罹患期間、心血管疾患の既往、併存疾患の多い患者さんも重症低血糖を起こしやすいので注意が必要です。
高齢者は低血糖の悪影響も出やすく、軽症の低血糖でも認知機能障害、転倒・骨折、QOL低下をきたし、寝たきり状態につながります。重症例では認知機能低下や身体機能が低下し、さらにうつ病、フレイル（加齢による虚弱）、心血管疾患など悪影響を及ぼすことになります。
入院前の運動量や食事摂取の状況（例えば、朝と昼はまとめて１回しか食事は摂らない、孫と一緒の食事のときは孫に合わせてご飯の量をいつもの70gから160gに増やすなど）、入院前と入院中の運動量の差など、ていねいな情報収集やアセスメントが大切です。 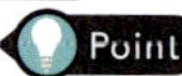

入院という環境変化や治療によるせん妄を疑うときは、低血糖を念頭に置きましょう。 Point

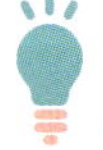

高齢者糖尿病の患者が低血糖をきたしやすい要因

1. 腎機能障害（eGFR30mL/分/1.73㎡未満）の経口血糖降下薬蓄積による作用の遷延
2. BMI低値（17.5kg/㎡未満）に伴う筋肉量の減少とグリコーゲン蓄積量の低下
3. 認知症などに伴うシックデイ時の対応不良や薬剤誤用
4. ポリファーマシー（５種類以上の薬剤使用）による薬剤相互作用

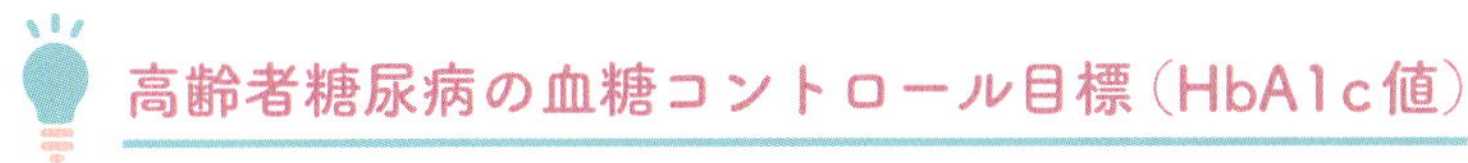

高齢者糖尿病の血糖コントロール目標(HbA1c値)

患者の特徴・健康状態[注1]		カテゴリーⅠ	カテゴリーⅡ	カテゴリーⅢ
		①認知機能正常 かつ ② ADL自立	①軽度認知障害～軽度認知症 または ②手段的ADL低下、基本的ADL自立	①中等度以上の認知症 または ②基本的ADL低下 または ③多くの併存疾患や機能障害
重症低血糖が危惧される薬剤(インスリン製剤、SU薬、グリニド薬など)の使用	なし 注2)	7.0%未満	7.0%未満	8.0%未満
	あり 注3)	65歳以上75歳未満: 7.5%未満(下限6.5%) 75歳以上: 8.0%未満(下限7.0%)	8.0%未満(下限7.0%)	8.5%未満(下限7.5%)

治療目標は、年齢、罹病期間、低血糖の危険性、サポート体制などに加え、高齢者では認知機能や基本的ADL、手段的ADL、併存疾患なども考慮して個別に設定する。
ただし、加齢に伴って重症低血糖の危険性が高くなることに十分注意する。
注1):認知機能や基本的ADL(着衣、移動、入浴、トイレの使用など)、手段的ADL(IADL:買い物、食事の準備、服薬管理、金銭管理など)の評価に関しては、日本老年医学会のホームページ(www.jpn-geriat-soc.or.jp/)を参照する。エンドオブライフの状態では、著しい高血糖を防止し、それに伴う脱水や急性合併症を予防する治療を優先する。
注2):高齢者糖尿病においても、合併症予防のための目標は7.0%未満である。ただし、適切な食事療法や運動療法だけで達成可能な場合、または薬物療法の副作用なく達成可能な場合の目標を6.0%未満、治療の強化が難しい場合の目標を8.0%未満とする。下限を設けない。カテゴリーⅢに該当する状態で、多剤併用による有害作用が懸念される場合や、重篤な併存疾患を有し、社会的サポートが乏しい場合などには、8.5%未満を目標とすることも許容される。
注3):糖尿病罹病期間も考慮し、合併症発症・進展阻止が優先される場合には、重症低血糖を予防する対策を講じつつ、個々の高齢者ごとに個別の目標や下限を設定してもよい。65歳未満からこれらの薬剤を用いて治療中であり、かつ血糖コントロール状態が図の目標や下限を下回る場合には、基本的に現状を維持するが、重症低血糖に十分注意する。グリニド薬は、種類・使用量・血糖値などを勘案し、重症低血糖が危惧されない薬剤に分類される場合もある。
【重要な注意事項】糖尿病治療薬の使用にあたっては、日本老年医学会編「高齢者の安全な薬物療法ガイドライン」を参照すること。薬剤使用時には多剤併用を避け、副作用の出現に十分に注意する。

日本老年医学会・日本糖尿病学会編・著:高齢者糖尿病診療ガイドライン2023, 南江堂, 東京, 2023:94. より転載

文献

1)日本老年医学会・日本糖尿病学会編・著:高齢者糖尿病診療ガイドライン2023. 南江堂, 東京, 2023:1-8, 85-93.

7 血液ガス分析は静脈血でも調べることができるか

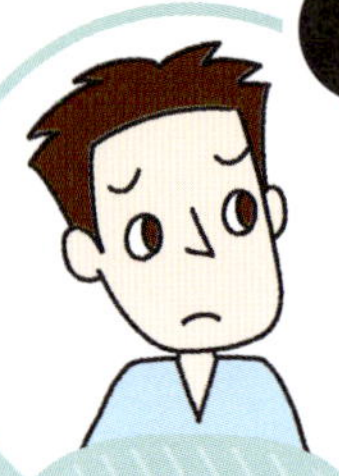

ココに困った…

若手看護師 ひじりさん

受け持ち患者のDさんから「息が苦しい」とナースコールがありました。経皮的酸素飽和度（SpO_2）を測定すると91％で、血圧は146/82mmHgでした。医師に報告したら動脈から採血を行っていたけれど、静脈からの採血ではだめなのかな？

担当する患者さんの情報

- Dさん、80歳代、男性。
- 急性心不全の疑いで救急搬送され、緊急入院。
- 慢性閉塞性肺疾患（COPD）のため、在宅酸素療法を行っている。
- ニトログリセリンの持続投与、酸素投与（流量4L、酸素マスク）の治療を受けている。
- 呼吸困難感の訴えがあり、横になって休むのがつらそう。

Dさんは呼吸困難の訴えがあり、SpO_2は基準値より低値を示しています。静脈からの血液ガス分析でも、動脈血液ガス分析と同じ項目を検査することができます。しかし、項目によっては得られる値が変わるので、医師は動脈から採血しました。

スタンダードのケア

- **血液ガス分析は、患者の呼吸や代謝の評価に用いられる。DさんはCOPDの既往があり、呼吸状態の酸素化の評価を目的としているため、動脈血での採血が望ましい。**

Key word 血液ガス分析／動脈血／静脈血／呼吸の評価

私たち、こうしてます！

先輩ナースからのアドバイス

動脈血と静脈血の違いをおさえる

動脈血液ガスでは「PaO_2」「$PaCO_2$」「酸塩基平衡」の測定が行えます。患者が呼吸困難を訴えた場合や、SpO_2の低下がみられた場合など、呼吸の評価を行います。
患者が低酸素血症状態となっている可能性は、パルスオキシメーターを用いたSpO_2測定により推定できますが、**疾患の重症度や急性増悪の把握に動脈血液ガス分析を行い、PaO_2、$PaCO_2$の値を評価する必要があります。** Point
一方、静脈血液ガスでは「酸素分圧（PO_2）」「二酸化炭素分圧（PCO_2）」「酸塩基平衡」の測定が行えます。動脈血ではないため、PaO_2とPO_2では乖離しており、動脈血に含まれている酸素分圧を正確に分析できないので、呼吸の評価には適していません。
しかし、pHとHCO_3^-は動脈血の値を予測でき、**電解質異常やショック、酸塩基平衡の障害が推定されるときや、糖尿病性ケトアシドーシスなどでは、静脈血液ガス分析は推定に有用と考えられています。** Point

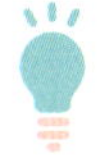

動脈血と静脈血による血液ガス分析の差異

採血	pH	PO_2	PCO_2	HCO_3^-	BE
動脈血	7.40	95Torr	40Torr	24mEq /L	0mEq /L
静脈血	7.37	40Torr	48Torr	28mEq /L	2.0mEq /L

豆知識　**血液ガス分析とは**

血液ガス（血ガス）分析とは、血液中に溶け込んでいる酸素や二酸化酸素などの量を測定し、呼吸機能状態や体液バランスの状態などの判断基準となる検査の１つです。主に調べられる項目は、水素イオン指数（pH）、動脈血酸素分圧（PaO_2）、動脈血二酸化炭素分圧（$PaCO_2$）、重炭酸イオン（HCO_3^-）、ベースエクセス（BE）などです。
静脈または動脈から採血した血液は、血液ガス分析装置で検査することができます。血液ガスでは、動脈血液ガスと静脈血液ガスがありますが、一般的に検査で実施されるのは動脈血液ガス分析です。

血液ガス分析を行うとき、どのデータを知りたいかという目的によって、動脈血または静脈血から採取することになります。今回のように呼吸状態の悪化が考えられる場合は、正確な原因検索を行うためには、動脈血で分析を行うことがおすすめです。Point
動脈血採血は、穿刺時の疼痛を訴える患者さんが多い印象があります。穿刺時の体動は出血や血腫の要因となるため、動脈穿刺の際は体動が最小限となるように固定を行いましょう。

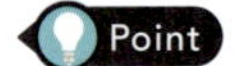

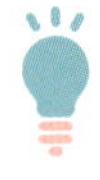

穿刺部位別の特徴・注意点

橈骨動脈	● 拍動を確認しやすく、血管への穿刺が他部位と比べると容易だが、穿刺時の固定がしにくく疼痛を訴えることが多い ● 圧迫止血はしやすい
上腕動脈	● 比較的太い血管があるが、穿刺や圧迫止血が難点
大腿動脈	● 太い血管が存在し穿刺しやすいが、静脈が近くを走行しており静脈穿刺となることがある ● 橈骨や足背などに比べると痛みを感じにくく、圧迫止血もしやすいが、穿刺時に患者の羞恥心が伴う
足背動脈	● 穿刺や圧迫がしやすいが血管が他部位に比べて細く、穿刺時に意識のある患者では足を動かしてしまうこともあり、採血者が危険

採取した血液はすみやかに分析にかける

採血した血液を分析装置にかけることで、血液ガス分析を行います。血液ガス用シリンジは、シリンジ内に抗凝固薬のヘパリンがコーティングされています。シリンジ内の空気を抜き、採取した血液とヘパリンが十分に混ざるよう、きりもみ様（両手のひらで挟んで強く回すこと）にシリンジを回転させ混和したうえで、できるだけ早く分析にかけます。Point
以前は、ガラス製シリンジを使用して、白血球代謝を抑えるために氷冷保管し、検査室へ運んでいたようです。しかし、現在はプラスチック製シリンジとなり、室温保存となっています。氷冷の必要はありませんが、長時間放置すると大気中の酸素（O_2）が少しずつ引き込まれ、結果的に検体内の動脈血酸素分圧（PaO_2）が増加してしまうため、なるべく早く検査室へ提出することが望ましいです。

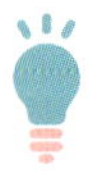

血液ガスキット（一例）

- 動脈血採血は、一般的に 22 ～ 23G 針を用いる。
- 血液ガスキットは注射器と針が一体型となっている。

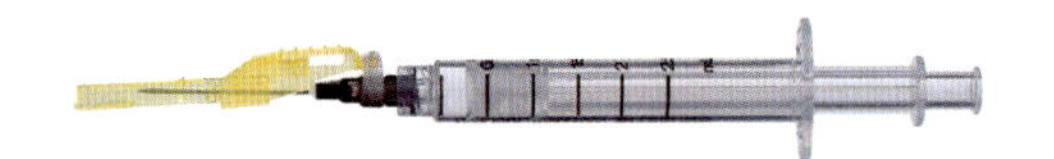

・あらかじめ血液抗凝固薬がシリンジ内に用いられており簡便に使用できる

（画像提供：テルモ株式会社）

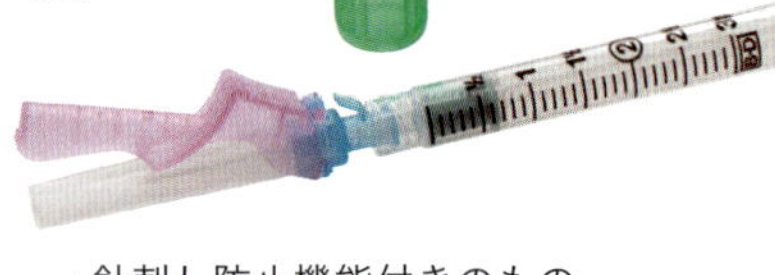

・針刺し防止機能付きのもの

（画像提供：日本ベクトン・ディッキンソン株式会社）

文献

1）日本臨床検査医学会ガイドライン作成委員会編：臨床検査のガイドライン JSLM2021 検査値アプローチ/症候/疾患. 日本臨床検査医学会, 東京, 2021：75.

8 やせた患者の皮下注射が難しい

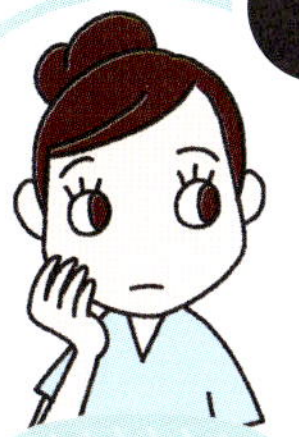

ココに困った…

ペン型インスリンって垂直に打つけれど、とてもやせている患者さんでは皮膚が薄くて、つまめるような皮膚がなくて難しい・・・。
教科書では皮下注射の穿刺角度は10～30°と記載されているし、どの方法が正しいのかわからない。

看護師1年目
さくらさん

担当する患者さんの情報

- Eさん、90歳代、男性。
- 身長168cm、体重45kg、BMI15.9。
- Ⅰ型糖尿病の診断があり、長年ペン型インスリン療法を行っている。
- ADLはベッド上での生活。認知症あり。
- 自宅では同居家族がインスリンを投与している。

日勤の日、Eさんにペン型のインスリン注射を行おうとしましたが、とてもやせていて、つまめるような皮膚が見当たりませんでした。
皮下組織が薄いため、垂直に皮下組織に投与しようと皮膚をつまもうとすると、Eさんが痛がってしまうため、それ以上はできませんでした。
適切に薬剤を投与するために、Eさんにとって、安全で苦痛を最小限にする方法が思いつきませんでした。

スタンダードのケア

- 垂直で皮下注射する薬剤には数種類あるが、いずれも針が短く、皮膚をつまんで90°刺入することで皮下へ必要な薬剤量を投与できる構造になっている。

Key word 皮下注射／垂直穿刺／皮下組織

私たち、こうしてます！

先輩ナースからのアドバイス

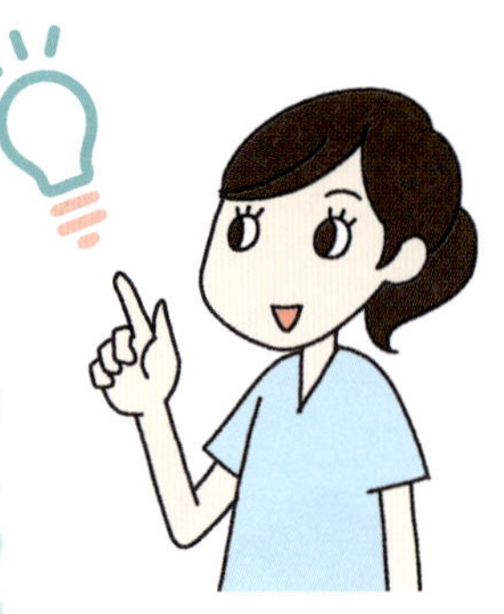

皮下注射は角度をつけて刺入する

皮下組織の平均的な厚さは4～9mm程度とされていますが、腹部になると体位や体格により、ばらつきが多い特徴があります[1)2)]。基本的に皮下注射は10～30°の角度で刺入します。その理由は、皮膚表面から比較的浅い皮下組織へ刺入するのに適した角度であるためです。Point

仮に針が深く刺さると、深層の神経や血管を損傷したり、筋層へ到達してしまう恐れがあります。筋層に達した状態で薬剤を投与すると、血中濃度の急激な上昇により副作用が生じやすくなるうえに、期待する薬効を得られなくなります。

反対に、浅く刺入してしまうと、皮内注射になったり、シリンジがうまく押せないリスクがあり、全量投与ができなくなる可能性があるため、これも避けなければいけません。

ペン型インスリンなどは垂直穿刺で投与する

垂直に投与する皮下注射の薬剤はいくつかありますが、いずれも垂直に穿刺して投与することで安全に皮下に投与される構造になっています。Point 垂直で投与する具体的な薬剤として、抗凝固薬のフォンダパリヌクスナトリウム（アリクストラ®）やエノキサパリンナトリウム(クレキサン®)、糖尿病薬のインスリン製剤などがあります。これらの注射方法は「親指（母指）とひとさし指（示指）で皮膚をつまんだ状態で針を垂直に刺入する」と明記されています[3)-5)]。そのため、アリクストラ®やクレキサン®は垂直に刺した状態で皮下に到達すると想定されてキットが作られています。またインスリンに関しては、肥満の程度により針の長さが調整され、通常は最も短い4mm針が選択されますが、肥満状態になる患者さんには8mm針を使用する場合もあります。いずれにしても「針を垂直に刺した状態で皮下に薬剤が投与される」ことを前提として用意されています。

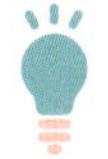

皮下注射の穿刺角度（イメージ）

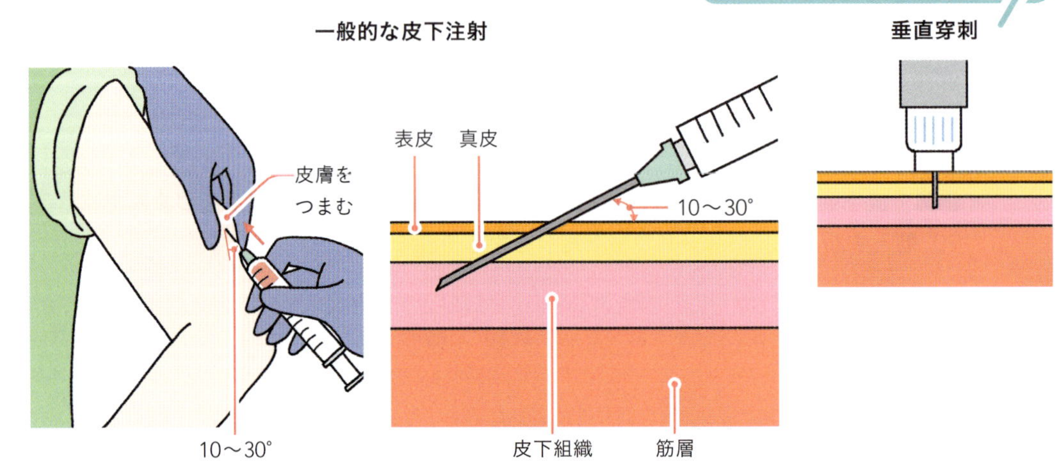

今回のEさんのように垂直に投与すると深層に達してしまう恐れがある場合は、まずは皮下注射の穿刺部位を変えてみましょう。皮下注射の穿刺部位として上腕、殿部、腹部、大腿部前面があります。腹部が難しい場合でも大腿部前面などが可能なときもあります。Point
それでも刺入が困難であれば、医師、薬剤師などの医療スタッフ間で話し合ったうえで、角度をつけて穿入する方法[4]もあります。Point
ただし、その場合は筋肉注射にならないように注意することが必要です。

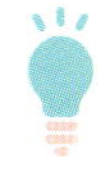

皮下注射の主な穿刺部位

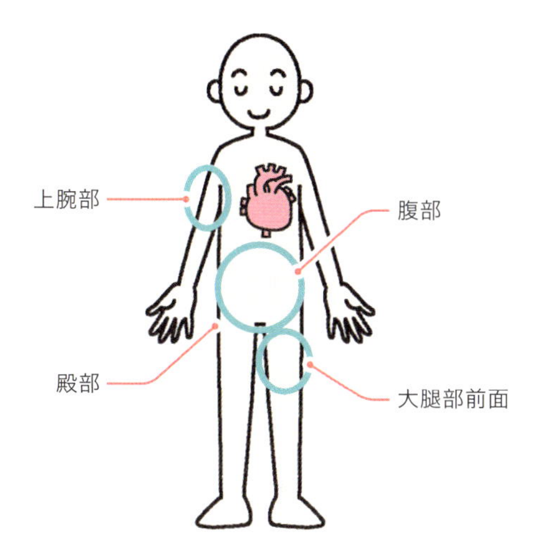

文献

1)川島眞監修:皮膚の構造とはたらき，Maruho．https://www.maruho.co.jp/kanja/hifukiso/kouzou/(2024.6.10.アクセス)
2)安達亙，村松かずみ，金田明奈，他:『腹壁皮下脂肪層の厚みの解析から推奨されるストーマ増設法—女性における検討．日ストーマ・排泄会誌 2013;29(2):24-28.
3)グラクソ・スミスクライン株式会社:アリクストラ皮下注5mgアリクストラ皮下注7.5mgに関する資料.
https://www.pmda.go.jp/drugs/2011/P201100009/34027800_22300AMX00435_B100_1.pdf#page=53(2024.6.10.アクセス)
4)サノフィ株式会社:クレキサン皮下注キット2000IU　インタビューフォーム．https://www.info.pmda.go.jp/go/interview/1/780069_3334406G1020_1_11_1F.pdf(2024.6.10.アクセス)
5)サノフィ株式会社:インスリン注射による治療.
https://www.dm-town.com/injection/insulin1/insulin1_002/(2024.6.10.アクセス)
6)糖尿病情報センター:血糖値を下げる注射薬．https://dmic.ncgm.go.jp/general/about-dm/100/030/03.html#05(2024.6.10.アクセス)
7)近藤一郎監修:診察と手技が見えるvol2，メディックメディア，東京，2010:41.

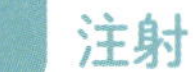

9 注射針の太さ（G）の使い分けがわからない

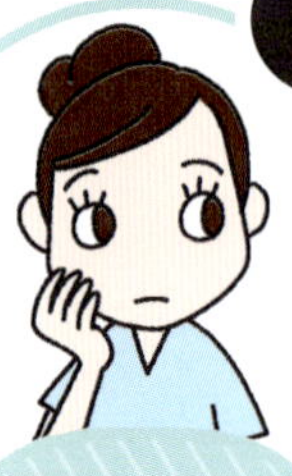

ココに困った…

看護師1年目
さくらさん

日勤で受け持ったFさんにイントラリポス®の点滴をつなぎにいくために、日勤リーダーと確認をしてから点滴を行った。リーダー看護師から「24Gは避けたほうがいいよ」と言われたけれど、薬剤によって針の太さはどのように違うの？ 針の太さはどんなときに気をつけたらいいの？

担当する患者さんの情報

- Fさん、80歳代、男性。
- 誤嚥性肺炎と診断され、絶食管理で持続点滴をしている。
- 毎日、肘関節付近の末梢静脈ルート（24G）から、栄養補助のための脂肪乳剤を投与している。

24Gのルートから投与したところ点滴の滴下が遅く、途中で流れなくなってしまい、点滴が閉塞寸前になりました。
スタンダードなケアとして、そのまま点滴を投与しましたが、閉塞しそうになったので、リーダー看護師と相談して、22Gの末梢静脈ルートを取り直しました。
先日も先輩が投与しているから、大丈夫だろうと思っていました。

スタンダードのケア

- **脂肪乳剤は24Gの末梢静脈ルートから投与可能であるため、閉塞していなければ投与する。**

Key word 注射針の太さ／注射部位／薬剤

私たち、こうしてます！

先輩ナースからのアドバイス

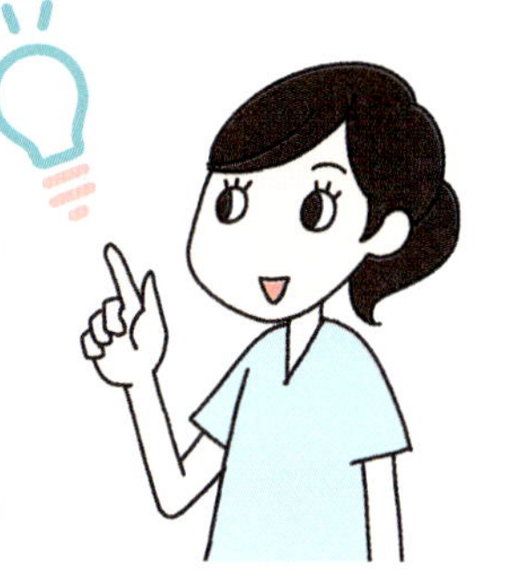

注射針は細いほど穿刺に伴う疼痛は少なくなりますが、抵抗が強くなるため、大量の輸液や粘度の高い薬剤には不向きです。一方で、太くなるほど大量の輸液などに適していますが、穿刺時の疼痛は増す傾向があります。
そのうえで、患者さんに適した注射針を考えるにあたり、投与する薬剤、注射する部位の2つの側面で考える必要があります。Point

投与薬剤から考える選択

薬剤で代表的なのは、血液製剤や造影剤です。一般的に血液製剤では、22G以上の針が推奨されています。これは、24Gでは0.3mL/秒を超える流量で溶血のリスクがあるためです[1]。また、造影検査では造影剤を3mL/秒以上の速度で投与する場合があるため、20Gが適しているとされています[2]。
ちなみに、今回使用した脂肪乳剤（イントラリポス®）も、生理食塩液に比較して若干粘度が高いため、24Gでは滴下速度が遅くなることが明記されています[3]。Point
つまり、粘度が高く、大量輸液をする場面であるほど、太い針が適しているのです。Point

注射部位から考える選択

次に注射部位ですが、これは注射する組織によって、使用する注射針の変更が必要となります。例えば、同じワクチンでも注射方法が異なる代表例が、新型コロナウイルス（COVID-19）ワクチンとインフルエンザワクチンです。一般的には、COVID-19ワクチンが「筋肉内注射」、インフルエンザワクチンが「皮下注射」で投与されます[4,5]。これらは適切な薬剤量の投与や血管損傷などのリスクを抑えるために、選択する針は注射部位によって変えています。
注射針のゲージ（G）とは、針管の外径のことで、数字が大きいほど細くなります。インチとは長さのことであり、刃面の角度はレギュラーベベル(RB)とショートベベル(SB)で表されます。一般的に、静脈内注射では21～23GのSB、筋肉内注射では21～23GのRB、皮下注射では22～25GのRB、皮内注射では26～27GのSBが適しているとされています。
ディスポーザブルの注射針では、ゲージによって針基が色分けされて間違えにくくなっています。

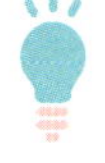

注射針のゲージと角度

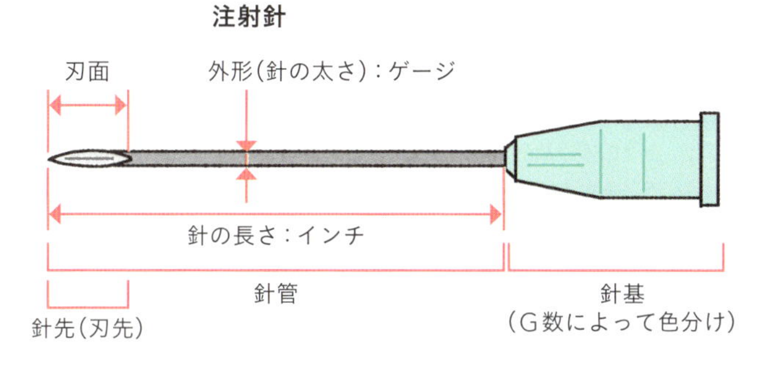

注射針のサイズと用途の違い

ゲージ数とカラーコード	16G white	17G red-violet	18G pink	19G cream	20G yellow	21G deep green	22G black	23G deep blue	24G medium purple	25G orange	26G brown	27G medium grey
外径(mm)	0.4	0.45	0.5	0.55	0.6	0.7	0.8	0.9	1.1	1.2	1.4	1.6
針の太さ	太い											細い
主な用途											皮内注射	
										皮下注射		
								筋肉内注射				
				輸血(細)	輸血(太)							
						静脈内注射						

今回のFさんに対する先輩のアドバイスは、確実に薬剤を投与するためのアドバイスになります。他の先輩も実施していたようですが、それは閉塞のリスクを考えたうえで、確実に投与できるように腕の位置や投与量を観察していたのかもしれません。Point

もっとも、太い針が入っているから安心というわけではありません。患者さんにとっては疼痛につながる可能性や、太い針では肘関節付近を選択される場合もあり、屈曲による閉塞の可能性もあります。Point 適切な注射針を選択できるよう、患者さんの生活と薬剤、注射部位による針の選び方をあらためて確認してみましょう。

豆知識 イントラリポス®を投与するときの注意点

イントラリポス®の投与経路には末梢静脈と中心静脈がありますが、配合変化の予防から**原則どちらも単独ルート**での投与です。投与ルートがない場合は、治療薬が混注しないこと、フィルターより患者側を選択することを条件に、高カロリー輸液の側管より投与できます[3](P.59)。使用ルートは、感染予防の観点から、**使用開始から24時間以内の交換が必要**です[6]。

文献

1)日本赤十字社：輸血用血液製剤取り扱いマニュアル2023年5月改訂版：9.
https://www.jrc.or.jp/mr/news/pdf/handlingmanual2304.pdf(2024.6.10. アクセス)
2)青木英和：小児造影CTのコツ一当施設の経験を踏まえて一. 日小児放線会誌 2022；2：84-91.
3)大塚製薬：イントラリポス輸液20%の製品Q&A.
https://www.otsukakj.jp/med_nutrition/qa/dikj/product/000210.php?qaid=453(2024.6.10. アクセス)
4)厚生労働行政推進調査事業費補助金"新興・再興感染症及び予防接種政策推進研究事業"「ワクチンの有効性・安全性と効果的適用に関する疫学研究」監：新型コロナウイルスワクチンを安全に接種するための注意とポイント.
https://www.med.or.jp/dl-med/kansen/novel_corona/vaccination/mhlw_leaflet.pdf(2024.6.10. アクセス)
5)厚生労働省：インフルエンザワクチン添付文書.
https://www.mhlw.go.jp/stf/shingi/2r98520000013nne-att/2r98520000013nz4.pdf(2024.6.10. アクセス)
6)大塚製薬工場：静注用脂肪乳剤　ご使用の手引き
https://www.otsukakj.jp/healthcare/home_nutrition/iv_fat_emulsion.pdf(2024.6.10. アクセス)

注射部位を揉むべきなのかわからない

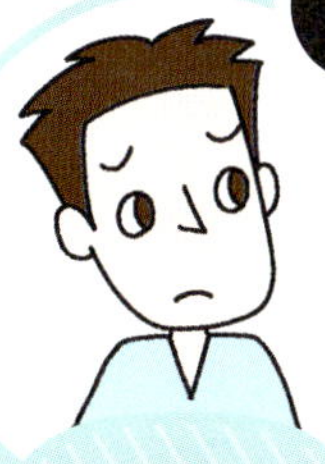

ココに困った…

Fさんから新型コロナウイルス（COVID-19）のワクチン接種後、注射部位を揉んだほうがよいのか聞かれた。注射の後は揉むときと揉まないときがあって迷うけれど、どんなときに揉むとよいのかな？

若手看護師
ひじりさん

担当する患者さんの情報

- Fさん、80歳代、男性（9と同一人物）。
- 肺炎の診断で入院。投薬により症状は改善。
- Fさんの希望もあり、本日COVID-19ワクチンを接種する。
- ADLは自立。認知機能に問題なし。

今回は先輩看護師に相談して「揉まなくていいよ」と教えてもらったので、Fさんには揉まなくてよいことを伝えました。

スタンダードのケア

- **静脈内注射、皮内注射は揉んではいけない。**
- **皮下注射は揉む必要性はなく、筋肉内注射は薬剤によっては揉む必要があると考えられている。**

Key word 筋肉内注射／皮下注射／揉む

私たち、こうしてます！

先輩ナースからのアドバイス

静脈内注射・皮内注射は揉んではいけない

今回のCOVID-19ワクチンに関しては、厚生労働省が提示している接種方法で「接種後は揉まないで軽く押さえます」と明記されています[1)]。
そもそも、注射後に揉むことで期待する効果は、穿刺部の硬結の予防や薬液を浸透しやすくすることが考えられます。一方でリスクとしては、出血や薬液が周囲に広がることによる組織障害が考えられます。
そのことから、静脈内注射は薬液が血中に入っているため揉むことで、皮下出血のリスクが高まります。皮内注射も、多くはアレルギー反応などを評価したいため、不必要な機械的刺激により判断がしづらくなってしまいます。
そのため、揉むかどうかを迷う注射方法は「皮下注射」と「筋肉内注射」となります。

皮下注射は揉む必要がない

皮下注射に関しては、厚生労働省の与薬の技術でも「注射部位を揉みほぐす」と明記されています[2)]。しかし、皮下注射に使用されるワクチンは、注射部位を揉み込むことを推奨していません。以前は硬結予防や薬液の吸収促進のために、マッサージをしている時期もありましたが、揉んだことでの免疫獲得に差がなく、局所の炎症反応が増すと報告されています[3)]。
その他の薬剤に関しても、参考書によっては揉むことを推奨する意見と揉まないことを推奨する意見が混在していますが、そもそも皮下注射は緩徐な薬効を期待していることからも揉まないほうがよいでしょう。 Point

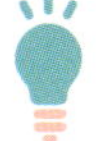

注射部位と薬効の違い

注射方法	刺入角度・主な針サイズ(G)	マッサージ	吸収速度	持続時間	投与薬液量
皮内注射（表皮／皮下／筋組織）	0°に近い 26～27G	なし	遅い	長い	少ない
皮下注射（表皮／皮下／筋組織）	10～30° 23～25G	薬剤による	↓	↑	↓
筋肉内注射（表皮／皮下／筋組織）	45～90° 22～23G	薬剤による	↓	↑	↓
静脈内注射（表皮／血管／皮下／筋組織）	10～20° 21～23G	なし	速い	短い	多い

筋肉内注射は薬剤次第で揉む

筋肉内注射は皮下注射より早い薬効が期待されており、軽く揉むことで薬液の吸収を促進させることができます。ただし、筋肉内注射後に揉むことでリスクになる薬剤もあります。例えば、統合失調症の治療などで代表される持続性注射液は、揉むことで早く拡散してしまい、副作用の出現リスクが高まり、懸濁注射液は皮下に漏れることで組織の壊死や潰瘍の原因になります。

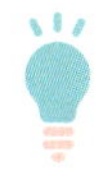

筋肉内注射後に揉んではいけない薬剤（一例）

一般名	主な商品名	主な副作用
アリピプラゾール	エビリファイ®持続性水懸筋注用	精神症状、錐体外路症状、消化器症状
オクトレオチド酢酸塩	サンドスタチン®LAR筋注用	消化器症状、血糖異常など
パリペリドンパルミチン酸エステル	ゼプリオン®水懸筋注	精神症状、アカシジアなど
リスペリドン	リスパダールコンスタ®筋注用	精神症状、アカシジア、悪性症候群など
トリアムシノロンアセトニド	ケナコルト-A®筋注用関節腔内用水懸注	皮膚の陥没
ヒドロキシジン塩酸塩	アタラックス®-P注射液	注射部位の壊死·潰瘍

反対に、筋肉内注射後に十分揉まなければならない薬剤として、セフメタゾールナトリウム（セフメタゾン®）やゲンタマイシン（ゲンタシン®）などの抗菌薬は、硬結予防の点で揉むことを推奨されています。ただし、これらの抗菌薬が筋肉内注射で指示されることは少ないため、頭の片隅に置いておけばよいでしょう。

今回のFさんのケースは、注射部位を揉まないことが明記されていましたが、基本的には先輩看護師は注射後に揉むことで生じるデメリットを普段から理解しています。そのため、静脈内注射や皮内注射は揉んでいけない、皮下注射は揉む必要がない、筋肉内注射は薬剤によっては揉む必要があるので添付文書を確認することを覚えておきましょう。Point そのうえで、注射後に揉む指示があれば、なぜ揉まなければいけないのか、医師や薬剤師に確認するようにします。

文献

1)「ワクチンの有効性·安全性と効果的適用に関する疫学研究」監修：新型コロナウイルスワクチンを安全に接種するための注意とポイント. https://www.med.or.jp/dl-med/kansen/novel_corona/vaccination/mhlw_leaflet.pdf（2024.6.10. アクセス）
2)厚生労働省：技術指導例与薬の技術－筋肉・皮下注射－. https://www.mhlw.go.jp/shingi/2009/09/dl/s0918-7g_0002.pdf（2024.6.10. アクセス）
3)尾内一信，高橋元秀，田中慶司他編著：ワクチンと予防接種のすべて 第3版．金原出版，東京，2019：230.
4)近藤一郎：皮下注射．看護技術がみえる Vol.2 臨床看護技術，小林友恵監，医療情報科学研究所編，メディックメディア，東京，2013：84.
5)吉田みつこ：注射法．写真でわかる基礎看護技術1，村上美好監，インターメディカ，東京，2005：26.
6)江口正信編著：新訂版 根拠から学ぶ基礎看護技術．サイオ出版，東京，2015：177-178.
7)岩田敏監：ワクチンを接種したら．ワクチンを学ぶQ＆A，ファイザー，2024. https://www.pfizervaccines.jp/learn/faq/22#question（2024.6.10. アクセス）
8)各種添付文書・インタビューフォーム.

11 動脈ラインを入れ替えるタイミングを迷う

ココに困った…

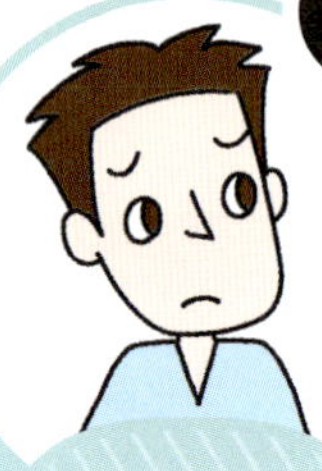

若手看護師
ひじりさん

末梢静脈内注射の持続点滴ルートは定期的に交換しているのに、動脈ライン(arterial line：A-line)のルート(血圧モニタリングキット)は交換しなくていいの？ 不潔にならないのかな？

担当する患者さんの情報

- Ｇさん、80歳代、女性。
- 既往に大動脈弁狭窄症、糖尿病、骨粗鬆症、高血圧、慢性腎不全がある。
- ADLは、屋内はつたい歩き、屋外は杖をついて歩行可能。
- 最近物忘れが増えてきているのを、家族が心配している。

夜勤から引き継ぎが終わったひじりさんは、Ｇさんの末梢静脈ラインや動脈ラインなど挿入されているデバイスの確認を行いました。
Ｇさんは、動脈ラインをしきりに気にされていました。なぜ気になるのか確認をすると、少し痛みを感じると話されていました。動脈ラインの一般的な観察を行いましたが、刺入部は発赤など感染徴候はなく、固定にゆるみもみられていませんでした。しかし、Ｇさんからは刺入部の痛みが聞かれていたため、入れ替えを行ったほうがいいのか迷いました。

スタンダードのケア

- **刺入部周囲の感染徴候がなくても、疼痛がみられた場合は動脈ラインの入れ替えを検討する。**

Key word A-line／清潔操作／カテーテル由来血流感染(CRBSI)

私たち、こうしてます！

先輩ナースからのアドバイス

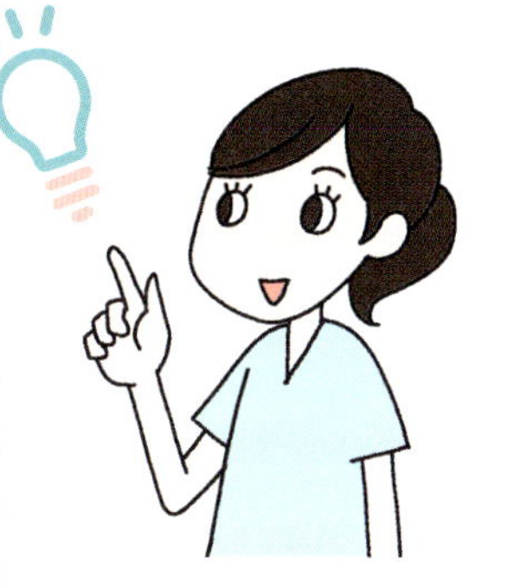

一般的には、疼痛を訴えている場合には動脈ラインの入れ替えを検討します。Gさんの場合は血圧などの循環動態も落ち着いてきており、持続的な血圧モニタリングが不要になっています。不必要なカテーテルの挿入は患者さんに苦痛を与えるだけでなく、感染のリスクとなります。したがって、Gさんの場合は動脈ラインを入れ替えるのではなく、抜去を医師とともに検討したほうがよいでしょう。 Point

循環動態が不安定な患者は持続的血圧モニタリングが必要

動脈ラインの多くは、橈骨動脈または大腿動脈にプラスチック製のカテーテルを挿入します。挿入目的は、循環動態が不安定な患者さんに対して持続的血圧モニタリングや動脈採血を行うことです。
循環動態が不安定な患者さんは、血圧を維持するために昇圧薬や血管収縮薬など、さまざまな薬剤を持続投与し、血圧をはじめ循環の変動に応じて薬剤投与量を調整しています。そのような重症患者の血圧を持続的にモニタリングすることで、状態に合わせて集中管理を行います。
また、循環や代謝が不安定な患者さんは、頻回な採血が必要です。動脈ラインがあれば、頻回な穿刺を回避することができます。動脈採血により血液ガス分析を行うことが可能であり、採血結果に応じて電解質バランスを整えるための点滴投与を行ったり、呼吸不全患者の呼吸器の設定変更などを行っています。

動脈ライン挿入時は処置を介助する

動脈ラインの挿入時、動脈穿刺は医師が行う手技です。医師とともに看護師も清潔操作で滅菌物を取り扱います。医師の手技に応じて滅菌手袋、滅菌ガウン、滅菌ドレープ、縫合針（角針）、縫合糸(ナイロン糸)など、必要なものを準備します。

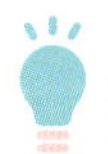

動脈ライン挿入時の必要物品（一例）

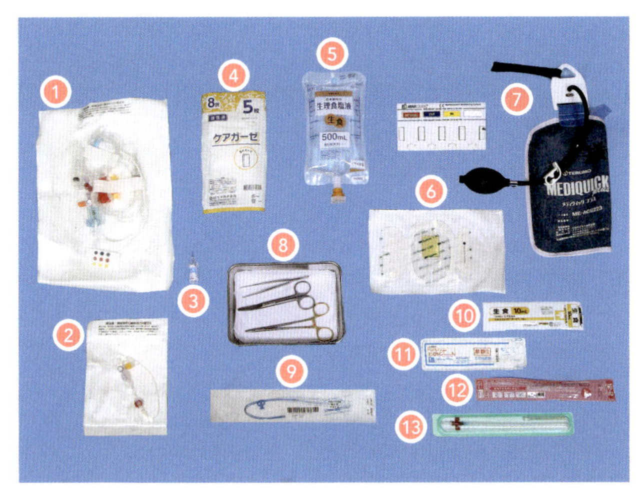

1 血圧モニタリングキット（圧力モニタリング用チューブセット）
2 耐圧チューブ
3 ヘパリン 2,000 単位
4 滅菌ガーゼ
5 生理食塩液 500mL
6 フィルムドレッシング材
7 加圧バッグ
8 縫合セット
9 縫合糸
10 生理食塩液シリンジ
11 局所麻酔薬（リドカイン塩酸塩）
12 スワブスティックヘキシジン
13 動脈用カテーテル

動脈ラインの入れ替えのめやすは決まっていない

体内にカテーテルを留置した場合、留置期間に比例してカテーテル由来血流感染（catheter-related blood stream infection：CRBSI）の発症リスクが高まることが知られています。また、定期的な動脈ラインの交換はCRBSIリスクの低減につながるわけではなく、感染のエピソードがなければ、定期的な交換は行ってはならないと示唆されています[1]。

当院においても、動脈ラインの入れ替えのめやすは定められておらず、患者さんの急な発熱によりCRBSIのリスクが疑われる場合などに限定して入れ替えを行います。 Point

動脈ライン入れ替えのめやす

1. 刺入部に**発赤**、**腫脹**、**熱感**、**硬結**など感染徴候がある場合
2. 患者が病態と関係なく**発熱**し、CRBSIが疑われる場合
3. 動脈カテーテルの屈曲などにより、正しく**血圧波形が測定できない**場合
4. 動脈カテーテルの屈曲などにより、**動脈採血ができない**場合
5. 刺入部の穿刺部位拡大により、**出血が止まらずコントロールがつかない**場合

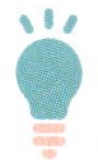

カテーテル由来血流感染（CRBSI）

- CRBSIとは、血管内に留置されているカテーテルに細菌が定着、増殖して菌血症を発症した状態。
- CRBSIが発症すると重症化しやすく、死亡リスクを高める[2]。

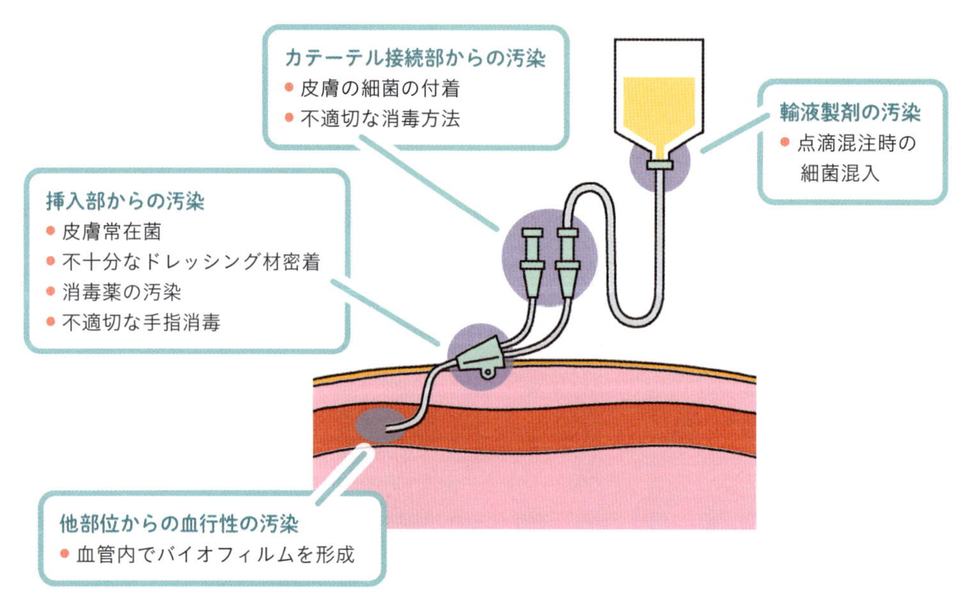

文献

1）矢野邦夫監訳：血管内留置カテーテル由来感染の予防のためのCDCガイドライン 2011. メディコン, 大阪, 2011. https://www.info-cdcwatch.jp/views/pdf/CDC_guideline2011.pdf（2024.6.10. アクセス）
2）森美菜子：①–1、②–2 共通テキスト デバイス関連感染防止対策. 厚生労働省, 院内感染対策について. https://www.mhlw.go.jp/content/10800000/001074969.pdf（2024.6.10. アクセス）

12 ヘパリン生食の交換時期がわからない

ココに困った…

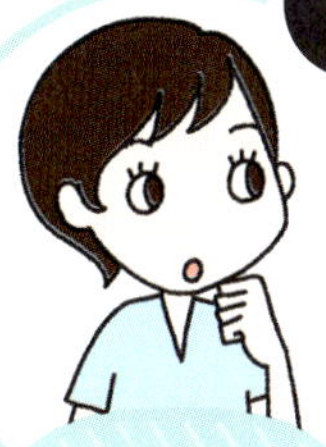

若手看護師
アンナさん

以前いた病棟ではヘパリン加生理食塩液（ヘパリン生食）を3日に1回交換していたのに、この病棟は交換頻度が決まっていない…。ヘパリン生食の適切な交換のタイミングって、いつなんだろう？

担当する患者さんの情報

- Hさん、60歳代、男性。
- 大動脈解離（Stanford B型）の診断で入院となった。
- 既往に高血圧、高脂血症がある。
- ADLは自立しており、仕事もしている。
- 外食中心の生活で、病院食は味が薄いからと食事が進んでいない。

アンナさんはHさんに挿入された動脈ラインから採血を実施。血圧トランスデューサー内に逆血した血液を流すためにフラッシュを実施しましたが、ヘパリン生食の残量が足りず、うまくフラッシュができませんでした。
Hさんの血圧トランスデューサーに接続されたヘパリン生食には、1週間前の日付が記載されていました。ヘパリン生食の使用開始日だと気づいたアンナさんは、ヘパリン生食をどれくらいの頻度で交換することが感染管理の視点から適切なのか疑問に感じました。

スタンダードのケア

- **ヘパリン生食の残量が少ない場合は交換する。**
- **動脈ラインの入れ替え時には、血圧トランスデューサーやヘパリン生食を含む構成品をまとめて交換する。**

Key word 動脈ライン／ヘパリン生食／カテーテル由来血流感染（CRBSI）

私たち、こうしてます！

先輩ナースからのアドバイス

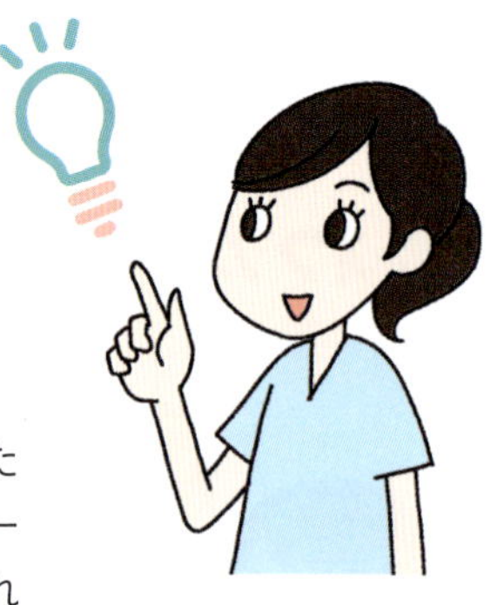

動脈ラインのルート管理でヘパリン生食を用いる

ヘパリン生食とは、生理食塩液500mLにヘパリンが混注されたものを指します。動脈ライン（A-line）の血圧トランスデューサー回路内を満たし、回路閉塞や血栓形成を予防する目的で用いられます。
生理食塩液に混注するヘパリンの量は、施設基準や診療科によって異なりますが、多くの施設は2,000～3,000単位を混注します。

ヘパリン使用によるリスクにも注意する

ヘパリンには、回路内塞栓や血栓形成予防など血液凝固を防止する効果があります。しかし、ヘパリンを使用することがデメリットとなる場合もあるため、ヘパリン生食を使用できない場合があることを理解する必要があります。
血圧トランスデューサーでヘパリン生食をフラッシュすることが原因とされる、ヘパリン起因性血小板減少症（heparin-induced thrombocytopenia：HIT）の併発も報告されています[1]。そのため、生理食塩液にヘパリンを混注しないという施設もあります。

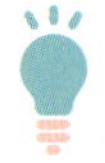

ヘパリン使用に注意が必要な場合

1. 出血傾向（多発外傷、消化管出血、脳出血など）
2. 血液凝固機能異常が疑われる場合（白血病、肝機能障害、播種性血管内凝固症候群〈DIC〉など）
3. HITが疑われる場合

ヘパリン生食の交換時期

CDCガイドライン[2]では、カテーテル由来血流感染（CRBSI）予防の観点から、血圧トランスデューサーは使い捨てタイプも再使用可能タイプも、96時間で交換することが推奨されています。
動脈ラインの入れ替え時には、その構成品（血圧トランスデューサーやヘパリン生食など）も交換することが必要です。それに加え、動脈ラインの構成品（血圧トランスデューサーやヘパリン生食）は、無菌に維持しなければなりません。
当院では、動脈ラインを可能な限り無菌に維持するため、ヘパリン生食の定期的な交換は行っていません。ヘパリン生食の残量が少なくなった場合と動脈ラインの入れ替え時のみ行っています。 Point

動脈ラインから感染を起こさないためのコツ

当院では、ヘパリン生食と血圧トランスデューサーの定期的な交換を行っておりませんが、動脈ライン留置に伴うCRBSI発生予防のため、挿入時から下記の点に注意して管理を行っています。Point

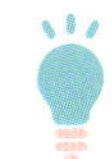

動脈ラインの構成品

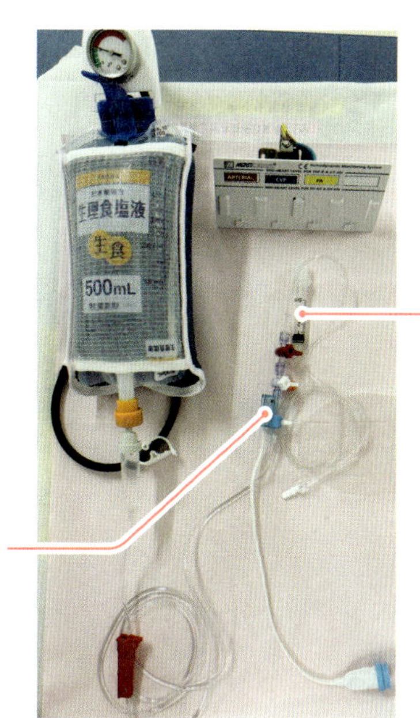

CRBSI予防のためのポイント

ポイント	根拠
成人患者では挿入部位の第一選択を「橈骨動脈」にする	● 橈骨部位と比較して、大腿部位が使われたときのCRBSIの発生率は8倍といわれる[2]
動脈カテーテル挿入時、医師はマキシマルバリアプリコーションの推奨	● 感染管理対策を改善するための教育プログラムの評価では、マキシマルバリアプリコーションの採用の増加とともにCRBSIが減少していることが明らかとなっている[2]
動脈ラインに触れる際には手指衛生の徹底	● 動脈ラインのアクセスポイントに触れる前は、流水下の手洗い、または手指消毒薬を用いた手指の消毒を行い、未滅菌手袋を着用し触れるようにする ● 動脈ライン刺入部の固定フィルムを張り替える際には、滅菌手袋を装着し、無菌操作で刺入部を消毒してからフィルムを張り替える
採血時にはアクセスポイントを適切に消毒する	● 血管内留置カテーテルの微生物侵入経路の多くは、接続部の汚染、刺入部の汚染、薬液の汚染といわれている[3] P.32 ● 侵入経路を適切に消毒することで、微生物の侵入を軽減することができる
動脈ラインからの薬剤投与は行わない	● 点滴混注は細菌が混入する経路の1つとされている ● 動脈ラインが細菌に汚染されるリスクを避けるため、薬剤投与は行わない
刺入部は清潔に保ち、観察できるように透明なフィルムで保護する	● 刺入部の感染徴候(刺入部の疼痛、発赤、腫脹、熱感、硬結など)を観察するため
動脈ラインの不必要な長期留置を行わない	● 動脈ラインの長期留置はCRBSIの発生リスクを高める

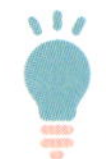

マキシマルバリアプリコーションによる挿入

マキシマルバリアプリコーションの必要物品

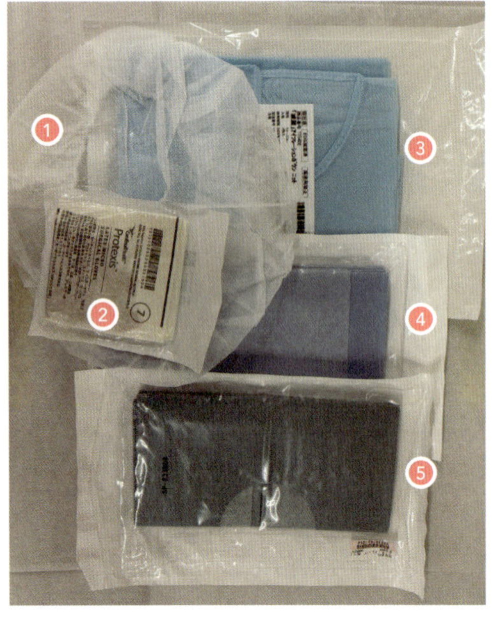

①キャップ　②滅菌手袋
③滅菌ガウン　④滅菌ドレープ
⑤滅菌穴あきドレープ　・マスク　など

医師によるカテーテル挿入の様子

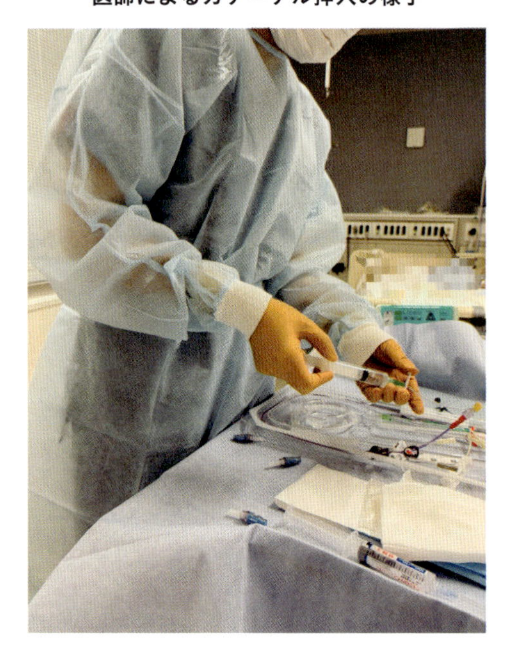

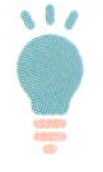

動脈ライン抜去のめやす

①患者の循環動態が安定し、持続的な血圧モニタリングが不要となった場合
②患者が超急性期を離脱し、頻回な動脈血採血が不要となった場合
③ CRBSIの発生を疑った場合
④刺入部の穿刺部位拡大により出血が止まらず、コントロールがつかない場合

文献

1)石田健一郎，前野良人，尾上光弘，他：動脈圧ラインに使用したヘパリン加生食によるヘパリン起因性血小板減少症の1例．日救急医会誌 2011；22(4)：174-180.
2)矢野邦夫監訳：血管内留置カテーテル由来感染の予防のためのCDCガイドライン 2011．メディコン，2011．https://www.info-cdcwatch.jp/views/pdf/CDC_guideline2011.pdf(2024.6.10.アクセス)
3)高野八百子：カテーテル感染．日医師会誌 2002；127(3)：381-384.

13 輸液ルートを交換するめやすがわからない

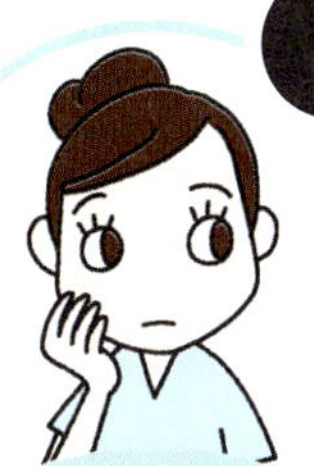

ココに困った…

末梢静脈カテーテルの刺入部に発赤がみられるIさん。「特に痛くないよ」と言うけれど、カテーテル刺入部の痛みがなければ、このまま使用してもいいのかな？

看護師1年目
さくらさん

担当する患者さんの情報

- Iさん、70歳代、男性。
- 細菌性肺炎にて入院中。
- 抗菌薬投与のため、末梢静脈カテーテルを留置中。
- ADLは立ち上がりの際に軽度介助を要するが、歩行は安定。屋外は長距離歩行のときに杖を使用し歩行している。

Iさんの刺入部には、発赤がみられていました。シリンジを使用してカテーテル内の逆血確認を行い、開通されているかを確認しました。Iさんは末梢静脈カテーテル刺入部の痛みは訴えていなかったけれど、刺入部に発赤があるということは、静脈炎の徴候が疑われるとさくらさんは考えました。先輩に相談して、末梢静脈カテーテルを抜去すべきか迷いました。

スタンダードのケア

- **刺入部の発赤など、静脈炎の徴候がみられる場合は抜去する。**
- **末梢静脈カテーテルのルート内の逆血確認が得られず、生理食塩液などの薬剤投与に抵抗がある場合は抜去する。**
- **カテーテルを含めたルート交換は、72～96時間以上、最大で7日間以内に行う。**

Key word 留置針／カテーテル／静脈炎／刺入部の観察

私たち、こうしてます！

先輩ナースからのアドバイス

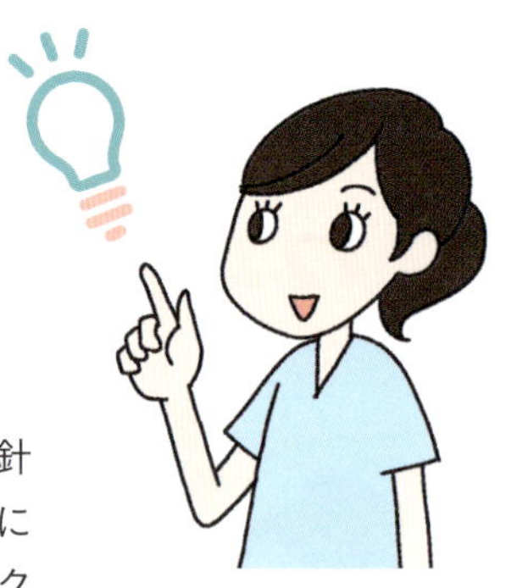

プラスチック製カテーテルは最大７日間留置できる

末梢静脈内注射とは、腕などの表在に走行している静脈に、留置針やプラスチック製のカテーテルと呼ばれている針を留置し、体内に点滴を投与する方法です。金属製の針もありますが、プラスチック製のカテーテルを使用することで長期留置が可能です。

静脈内にカテーテルを長期留置することで、カテーテルによる物理的刺激や薬剤・感染によって血管内膜が障害を受け、静脈炎を引き起こすリスクがあることが知られています。そのため、静脈経腸栄養ガイドライン[1]では、72〜96時間でカテーテルを入れ替えることが推奨されています。最近の研究では、抗菌物質含浸カテーテルの使用により最大7日間安全に使用できることが示唆されています[2]。

静脈炎を発見したら、すみやかに抜去する

さくらさんは、薬剤投与前に末梢静脈カテーテルの刺入部の観察が適切に行えていたことは素晴らしいことです。静脈内に留置したカテーテルや薬剤・感染によって血管内膜が障害を受け、静脈に炎症が起こった状態が静脈炎です。症状は、刺入部の疼痛、発赤、腫脹、熱感、硬結などが挙げられます。

これらの症状を１つでも発見した場合は、迷わずすみやかにカテーテルを抜去する必要があります。 Point

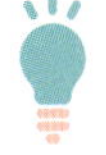

プラスチック製のカテーテル

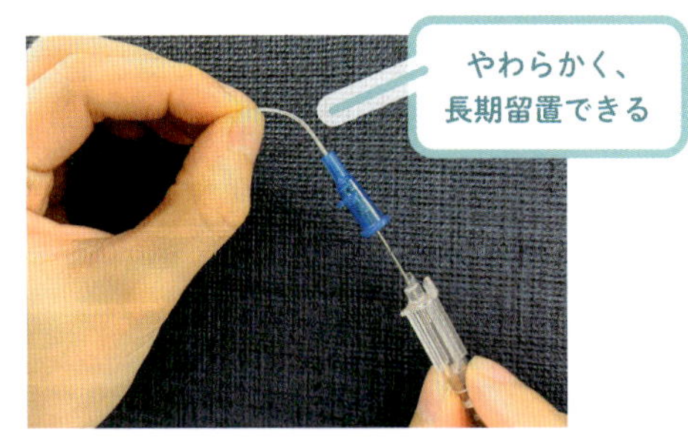

静脈炎の実際

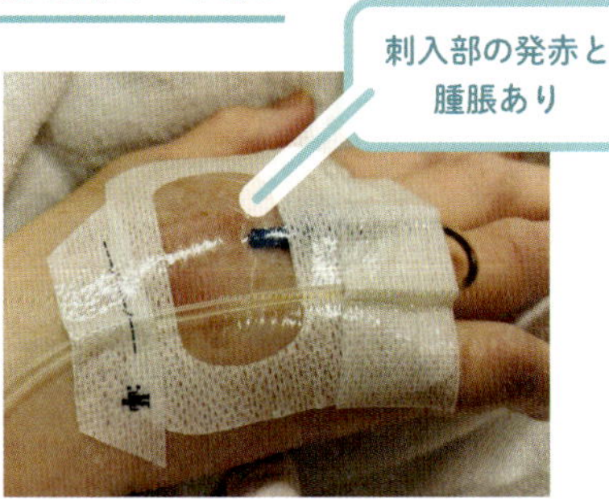

血管の構造

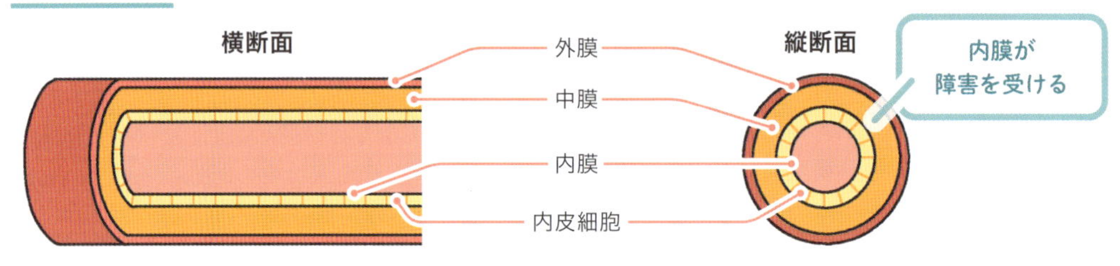

そのほか、静脈炎を起こさないために、いくつかコツがあるので下記に示します。

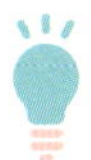

静脈炎の原因とその対策

原因		対策
浸透圧やpH、薬剤そのものの刺激性	浸透圧が高い薬剤や血液のpHより酸性またはアルカリ性の強い薬剤は、血管内膜が刺激を受けやすく静脈炎を引き起こす	● 抗がん薬など刺激が強いものは、投与前に速度調整の相談を医師や薬剤師と行う ● 刺激性の強い薬剤を投与している際には、頻回に観察する
機械的静脈炎	血管内膜に針が接触するなど、物理的刺激が原因となり発生する静脈炎	● ADLが自立している患者は、肘を曲げることが多いため、正中など血管の屈曲部位を避けた静脈部位を選択する
細菌性静脈炎	穿刺部より細菌が侵入してしまうことで血管内膜に損傷が生じ、炎症を引き起こす	● 血流感染の原因につながるため、早期対応が必要 ● 見た目にはわかりづらいが、刺入部に発赤を伴い、患者が発熱している場合には細菌性静脈炎も疑い、医師へ報告し、すぐにカテーテルを抜去する ● 静脈に留置されたカテーテル周囲の観察だけではなく、全身状態を含めた観察が重要

静脈炎を起こさないためのコツ

1. 上腕の正中など、**関節部位の静脈**は血管内でカテーテルが曲がりやすいため避ける
2. **カテーテルの刺入部**をこまめに観察する。刺入部は**透明フィルムドレッシング材**(→P.71)**で固定**するなど、刺入部の観察がしやすい素材を選択する
3. **刺激性の強い薬剤**を投与する場合は、頻回なカテーテル刺入部の観察を実施する
4. **静脈炎**を発見した際は、すぐに抜去し、入れ替えを実施する
5. カテーテルの長期留置は避け、各医療施設で決められた間隔でカテーテルの入れ替えを実施する（推奨：72～96時間以上、最大で7日間以内の入れ替え）

文献

1）日本静脈経腸栄養学会編：静脈経腸栄養ガイドライン－第3版－ Quick Reference.
https://files.jspen.or.jp/2014/04/201404QR_guideline.pdf（2024.6.10. アクセス）
2）矢野邦夫監訳：血管内留置カテーテル由来感染の予防のためのCDCガイドライン 2011. メディコン, 2011.
https://www.info-cdcwatch.jp/views/pdf/CDC_guideline2011.pdf（2024.6.10. アクセス）

14 昇圧薬の交換方法がわからない

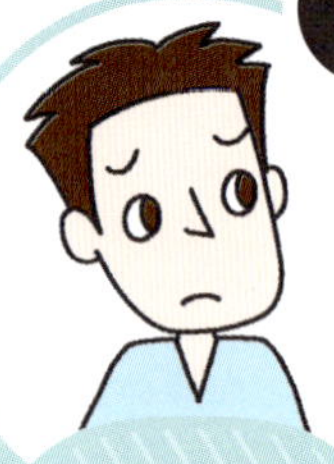

ココに困った…

若手看護師
ひじりさん

Jさんのノルアドレナリンを交換したところ、5分後に気分不快を訴え、血圧を測定すると60mmHg台だった。点滴を減量した後も血圧を保てていたため、並列交換はせずに点滴をすみやかに交換したつもりだったけれど、結果的にJさんの血圧が低下して気分不快も出現させてしまった。

担当する患者さんの情報

- Jさん、60歳代、女性。
- 敗血症ショックにより、前日に一般病棟から集中治療室（ICU）に転棟。
- もともとのADLは自立。せん妄・認知症はなく、理解力は良好。
- 中心静脈（CV）カテーテルが右内頸静脈より挿入中。
- ノルアドレナリンの持続点滴が朝から2mL/時に減量されていたが、血圧の低下なく経過。
- 数時間前より39℃台の発熱があり、抗菌薬を投与開始されていた。

Jさんはノルアドレナリンの持続点滴が低流量まで減量ができ、血圧の低下もなく経過できていたため、1台法で新しいシリンジへの交換を行いました。
結果的に、血圧の低下や気分不快などの症状を招くこととなってしまいました。

スタンダードのケア

- 高流量の昇圧薬を交換する際には、シリンジポンプを2台用いたON/OFF法の並列交換を行うが、低流量の場合は1台法での交換を実施してもよい。

Key word 昇圧薬／交換方法／並列交換

私たち、こうしてます！

先輩ナースからのアドバイス

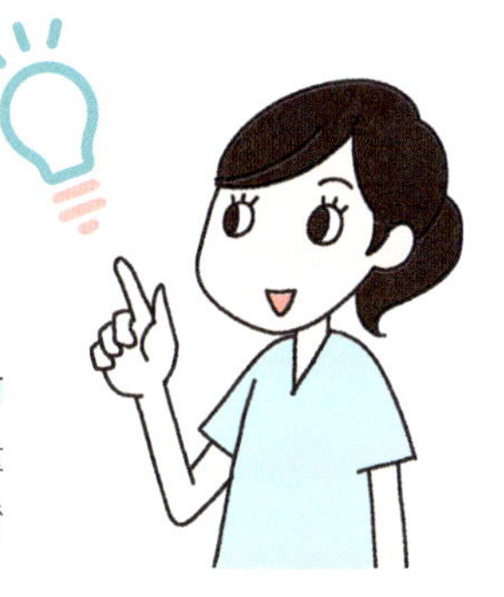

状態に応じて昇圧薬の交換方法を検討する

現在のところ、日本の医療機関において昇圧薬交換は、統一された方法がないのが現状です。今回の事例では、ノルアドレナリンが低流量まで減量されて血圧低下がなかったと、Jさんの状況を考えたうえで判断したことはよいことです。

しかし、数時間前より39℃台の発熱を認めており、末梢血管の拡張なども考えられ、血圧が下がりやすい状況であったため、低流量のノルアドレナリンでも並列交換を実施していれば血圧の低下はしなかった可能性もありました。Point より患者さんの状態をアセスメントし交換方法を考慮したり、先輩に相談してもよかったと思います。

当院の総合集中治療室（General ICU：GICU）では、医師と協議したうえでON/OFF法（4 mL充填）を採用し、並列交換を実施しています。

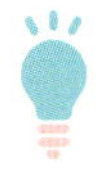

一般的に実施されている昇圧薬の交換方法

1台法 （1台ON／OFF法）	● 一度、薬液注入を停止させ、新しいシリンジに交換し、プライミングなしで再開する方法
2台同量法 （並走交換、並列交換）	● 2台のシリンジポンプを使用し、旧シリンジと新シリンジの流量を投与速度と同じにする ● 流量が8 mL/時だと仮定すると、旧シリンジの流量を徐々に減量していく（6 mL→4 mL→2 mL→0 mL/時）。新シリンジは流量を徐々に増量していき（2 mL→4 mL→6 mL→8 mL/時）、段階的に交換していく方法
2台倍量法	● 旧シリンジの投与速度はそのままに、新シリンジも同じ流量で投与を開始する。旧シリンジを徐々に減量し、段階的に投与速度に戻しながら交換を行う方法
ON／OFF法 （4 mL充填）	● 2台のシリンジポンプを使用し、旧シリンジを停止させる前に新シリンジを接続して同投与速度で開始させた後に、旧シリンジを停止させる方法 ● 新シリンジを接続する前に、20mLのシリンジなら2 mL、50mLのシリンジなら4 mLフラッシュさせた後に接続する（注入薬剤濃度の低下が少なく、かつ再び交換前に濃度に達するまでの時間を最短にできるため）

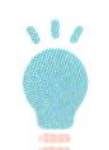

並列交換が推奨されている強心薬、昇圧薬

- ノルアドレナリン
- ドパミン塩酸塩
- ドブタミン塩酸塩
- アドレナリン　など

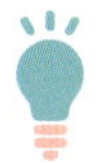

聖マリアンナ医科大学病院で実施している交換法

①交換用の新シリンジをシリンジポンプにセットし、接続せずに4 mL フラッシュする
②カテコラミンが投与されているルートへ接続し、指示流量で投与を開始する
③平均血圧（mean arterial pressure：MAP）が5 mmHg 上昇したことを確認できたら、既存のカテコラミンの投与を終了する

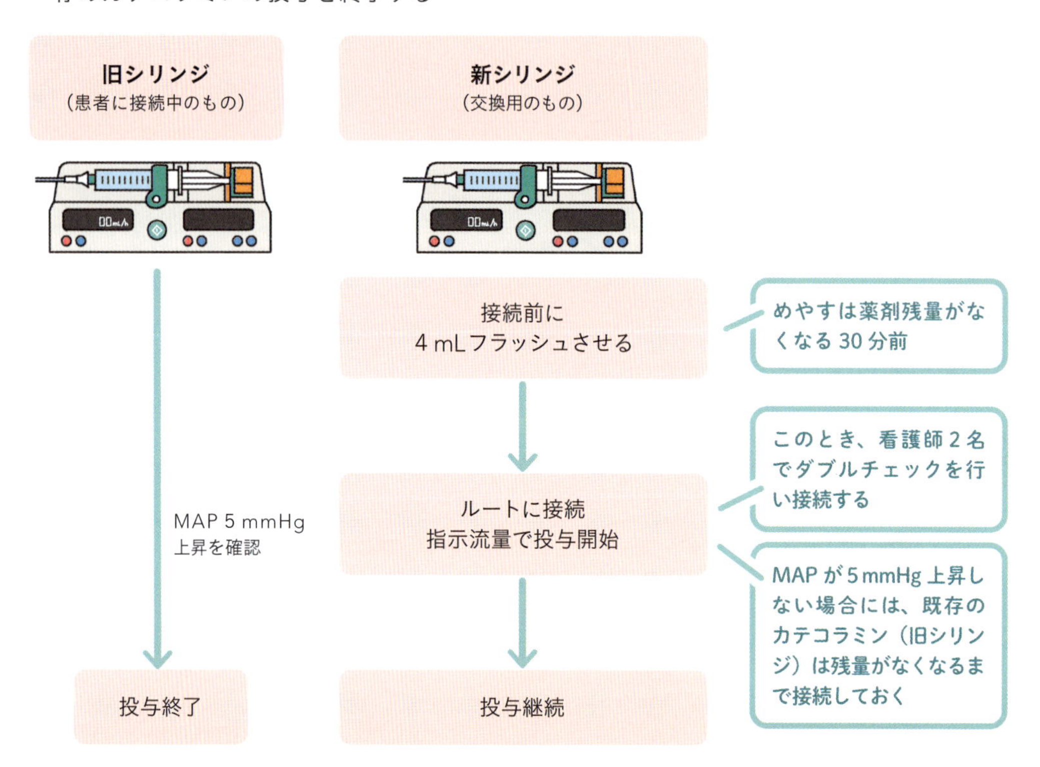

- 並列交換時は、ベッドサイドを離れずに変動に注意する。

カテコラミンといった昇圧薬は、投与直後より効果が発揮されます。反対に、投与が停止している間は昇圧される効果が低下します。例えば、今回の事例のノルアドレナリンの血圧上昇作用は注入中止1～2分以内に消失するので、前もって点滴を準備しておくこと、持続点滴の残量がなくなる前に必ず並列交換を行えるよう意識するとよいでしょう。Point

15 点滴の作り置きが早すぎた

ココに困った…

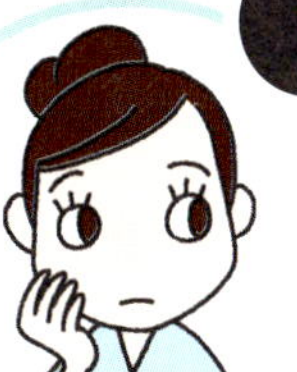

看護師1年目
さくらさん

14時投与予定の抗菌薬アンピシリンナトリウム(ビクシリン®)とセファゾリンを、時間が早いと認識していたものの、昼休憩に入る前(11時)に作成したところ、先輩看護師に「早く作りすぎ」と指摘を受けてしまった。

さくらさんの状況

- 日勤で複数の患者さんを受け持ちし、いつも以上に忙しかった。
- 午後は末梢挿入式中心静脈カテーテル(peripherally inserted central catheter:PICC)の入れ替え、カテーテル検査の出棟、インフォームド・コンセント(informed consent:IC)の同席などの予定が入っていた。
- 受け持ち患者さんの持続点滴や抗菌薬など、投与時間の決められた側管点滴が複数あった。

午後に受け持ち患者さんの予定が多くあり、少しでもできることを午前中に余裕をもって済ませようと考えました。時間が早いと認識してはいましたが、前もって抗菌薬の準備を行ってしまいました。

スタンダードのケア

- **一般的に、点滴の確認・準備・実施はなるべく中断せず、一連の流れで行うことが基本である。**
- **やむを得ない場合に、あらかじめ輸液を作成することは臨床現場で働くなかでは起こることであり、その場合は投与前に再度確認することが必要となる。**

Key word 輸液/作り置き/薬剤の安定性

私たち、こうしてます！

先輩ナースからのアドバイス

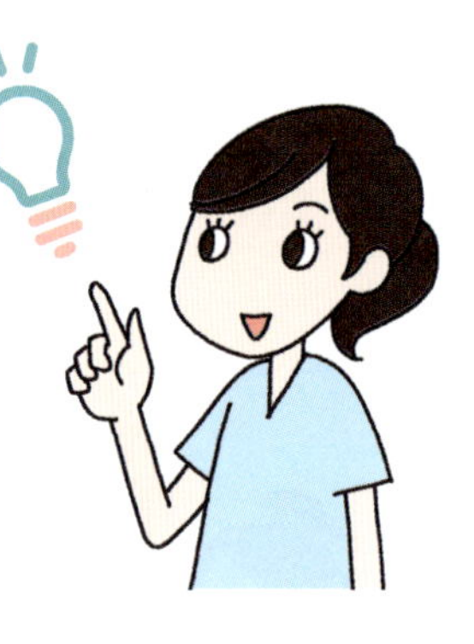

薬剤の安定性や細菌汚染のリスクを考慮する

作り置きできる時間は、薬剤によって異なります。また、各病院や病棟ごとにルールも異なります。大切なことは、時間が経つことによる薬剤の状態やリスクについて、きちんと知識として理解しておくことです。そうすることで、安全に点滴の準備·実施ができます。

作り置きが長時間に及ぶと、細菌繁殖につながってしまいます。また投与予定の点滴が中止や変更になることは多々あるので、誤って早く作りすぎて、気づかずにそのまま投与した場合、インシデントやアクシデントにつながってしまいます。

点滴の溶解後は、すみやかに投与することが原則ですが、やむを得ず作り置きする場合には、業務や看護の調整を実施するか、薬剤の添付文書を確認することや、病院の薬剤部で一覧化されているものがあるので問い合わせて確認し、適切な対応を行うことが大切です。Point

今回のケースでは、午後の処置や検査、ICの同席などを先輩看護師に相談するなどして調整することで、早期準備をせずに済んだ可能性もあります。

抗菌薬溶解後の薬剤安定性

- 溶解する液体によっても抗菌薬の安定性は変化する。
- 生理食塩液による溶解よりもブドウ糖液による溶解のほうが力価低下しやすい。

自施設のルールに従う

分類	一般名（主な商品名）	調製の注意
ペニシリン系	アンピシリンナトリウム（ビクシリン®）	溶解後すみやかに使用（もし保存するときは室温は3時間以内、冷所保存は6時間以内に使用）
セフェム系	セファゾリンナトリウム	室温·冷所ともに48時間
	セフェピム塩酸塩	室温にて24時間以内に使用
グリコペプチド系	バンコマイシン塩酸塩	室温にて24時間、冷所で2時間
テトラサイクリン系	ミノサイクリン塩酸塩	室温にて12時間
マクロライド系	アジスロマイシン（ジスロマック®）	室温にて24時間

各種添付文書を参考に作成

16 単独投与すべき薬剤のルート選択がわからない

ココに困った…

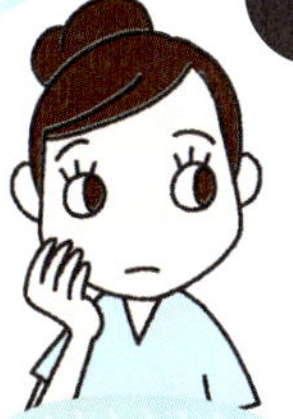

看護師1年目
さくらさん

夜勤の日、フロセミドを静脈内注射するため、ベッドサイドへ向かったけれど、PICCの両方から点滴を投与していて、空いているルートがなかった。生理食塩液ルートからは抗菌薬が入っていて、まだ残量が多く、すぐに終わらない。ニカルジピンは他剤と混ざることで配合変化が起こりやすいし、どのルートから投与すべき…？

担当する患者さんの情報

- Kさん、60歳代、男性。
- 肺炎による心不全の増悪で入院。
- 入院時、末梢静脈の血管確保が困難で末梢挿入式中心静脈カテーテル（PICC）を挿入中。
- PICCよりニカルジピンの持続点滴がつながっているラインと、維持液の持続点滴の側管から抗菌薬（セファゾリンナトリウム）を投与中。
- 血圧102/62mmHg、酸素は5L/分・酸素マスク投与下で$SpO_2$96％。
- 尿量が低下傾向であり、医師より利尿薬フロセミド20mgの静脈内注射の指示あり。

スタンダードのケアとして、さくらさんはまず単独投与を考えました。次に配合変化を確認しましたが、配合変化が起きるため投与できませんでした。末梢静脈の血管確保の挿入を試みたもののKさんは血管が細く、入院時に医師が挿入を試みた際も入りませんでした。すでにPICCを挿入しているので、挿入は難しく対応に困ってしまいました。

スタンダードのケア

- **原則、薬剤は単独投与が推奨されているが、薬剤の種類よっては側管から投与することができるため、配合変化を確認してみる。**

Key word ルートの選択／配合変化／酸塩基反応

私たち、こうしてます！

先輩ナースからのアドバイス

薬剤の種類と配合変化に注意する

スタンダードな対応や、次の対応をきちんと考えられていたことはすごくよかったと思います。他の考え方としては、医師へ確認し、抗菌薬投与後にフロセミド静注でよいか、または抗菌薬投与を一時中断して点滴ラインを生理食塩液（生食）でフラッシュし、フロセミド投与してもよいか確認してみることも選択肢としてあります。Point

今回、さくらさんは医師へ確認し、抗菌薬終了後に投与することとなりました。

投与されている薬剤が何かを意識することと、薬剤の配合変化に注意して、ルートの選択を考える必要があります。Point また、必要に応じて、調べながら薬剤を準備することも大切です。点滴やアンプル、バイアルにpHを記載しているものもありますので、日ごろから薬剤に掲載してある内容を確認する習慣が身につくとよいですね。

もし疑問に思ったら、配合変化表を確認したり薬剤師へ問い合わせるなど、安全に投与できるように対応しましょう。

豆知識　配合変化と化学的反応

配合変化とは、2種類以上の注射薬を混合することで生じる物理的化学的反応です[1)]。注射薬は、単独で安定性が維持できるように製剤設計されているため、混合すると白濁・混濁・沈殿といった外観変化や、薬剤の力価低下などが生じる場合があります。

アルカリ性と酸性の薬剤を混合すると「酸塩基反応」によって白濁・混濁・沈殿が生じます。特に**pH3.0以下の強酸性や、pH9〜12付近の強アルカリ性の注射薬と混合する場合には注意が必要**です。

例えば、今回の事例でのニカルジピンはpH3.0〜4.5の強酸性で、フロセミドはpH8.6〜9.6の強アルカリ性（→P.48）で、もし同一ルートから投与された場合は白濁してルートが詰まってしまいます。

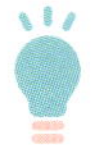

混注により配合変化を起こす可能性が高い注射薬（一例）

- 下記の薬剤は側管、または単独投与が推奨される。

一般名（主な商品名）	配合変化の起こる理由	薬剤のpH	結晶析出・白濁するpH	溶解時・混注時の注意・推奨投与方法
アミオダロン塩酸塩（アンカロン®）	—	2.0-3.0	—	5％ブドウ糖で希釈、生食との混合で沈殿
フェニトイン（アレビアチン®）	pHの低下	約12	10.7以下	希釈する場合は生食50mLを用い、1時間以内に使用（100mLの場合24時間以内）
注射用チアミラールナトリウム（イソゾール®）	pHの低下	10.5-11.5	9.6以下	添付の注射用水で溶解
オメプラゾールナトリウム（オメプラゾール）	pHの低下	8.8-10.8※1 8.4-10.4※2	5.28以下	生食または5％ブドウ糖以外の溶解液、輸液、補液および他剤との混合不可 ※1 生理食塩液に溶解した場合のpHが8.8-10.8 ※2 5％ブドウ糖液に溶解した場合のpHが8.4-10.4
ドパミン塩酸塩（イノバン®）	pHの上昇	3.0-5.0	8.0以上	—
ドパミン塩酸塩（ドパミン塩酸塩点滴静注キット）	pHの上昇	3.0-5.0	8.0以上	—
ガベキサートメシル酸塩（エフオーワイ®）	pHの上昇	4.0-5.5	9.7以上	併用薬が多い場合はルート選択注意。末梢から投与する場合は、薬液の濃度を0.2％以下に希釈
グルコン酸カルシウム水和物（カルチコール®）	クエン酸塩、炭酸塩、リン酸塩、硫酸塩、酒石酸塩などを含む製剤との配合	6.0-8.2	—	TPN・アミノ酸製剤・ソルマルト®・アセテート維持液3Gとの配合を避ける。セフトリアキソンナトリウム静注用との混合不可
メナテトレノン（ケイツー®N）	pHの上昇	6.0-8.0	12.7以上	5％ブドウ糖または生食で希釈。ヘパリン製剤、低分子デキストランLとの配合禁忌
フルニトラゼパム（サイレース®）	pHの上昇	3.5-5.5	12.4以上	用時注射用水にて2倍以上に希釈
ジアゼパム（セルシン®、ホリゾン®）	非水溶性溶媒を用いた製剤のため	6.0-7.0	—	輸液中に混合して投与するときは、少なくとも40倍以上に希釈し、6時間以内に使用
シベレスタットナトリウム水和物（エラスポール®）	pHの低下	6.8-7.8	6.0以下	生食または5％ブドウ糖に溶解
バシリキシマブ（シムレクト®）	—	5.7-6.3	9.6以下	添付の溶解液5mLで溶解後、生食または5％ブドウ糖50mL以上に希釈し、20～30分で投与
ジルチアゼム塩酸塩（ヘルベッサー®）	pHの上昇	5.3-6.3	8.0以上	—

一般名（主な商品名）	配合変化の起こる理由	薬剤のpH	結晶析出・白濁するpH	溶解時・混注時の注意・推奨投与方法
ゾレドロン酸水和物（リクラスト®）	CaおよびMgを含む製剤との配合禁忌	5.7-6.3	——	——
ダントロレンナトリウム水和物（ダントリウム®）	pHの低下	9.0-10.5	——	溶解には注射用水（蒸留水）以外は使用しない（白濁を生じる） 溶解後は6時間以内に使用
フレカイニド酢酸塩（タンボコール®）	pHの上昇	5.3-5.9	——	5％ブドウ糖で希釈、生食・ソルデム®など塩化物との混合で白濁
ドブタミン塩酸塩（ドブトレックス®注射液）	pHの上昇	2.5-3.5	8以上	——
ドブタミン塩酸塩（ドブトレックス®キット）	pHの上昇	3.0-4.0	8以上	——
ナファモスタットメシル酸塩（フサン®）	pHの上昇	3.5-4.0	——	5％ブドウ糖または注射用水で溶解した後使用。併用薬が多い場合はルート選択注意。生食での溶解禁忌
ニカルジピン塩酸塩（ペルジピン®）	pHの上昇	3.0-4.5	5.2以上	——
アミノフィリン水和物（ネオフィリン®）	pHの低下	8.0-10.0	7.3以下	輸液などに希釈して、緩徐に静注または点滴静注
ハロペリドール（セレネース®）	pHの上昇	3.5-4.2	5.36以上	——
カルペリチド（ハンプ®）	亜硫酸塩との配合禁忌	4.5-6.5	——	注射用水で溶解後、5％ブドウ糖・生食に混合 直接生食との混合で塩析
含糖酸化鉄（フェジン®）	pHの低下	9.0-10.0	4.7以下	5％ブドウ糖で単独溶解
フェノバルビタール（フェノバール®）	非水溶性溶媒を用いた製剤のため	7.5-9.4	——	筋注または皮下注投与
フロセミド（ラシックス®）	pHの低下	8.6-9.6	6.2以下	——
タクロリムス水和物（プログラフ®）	pHの上昇	4.5-7.5	——	——
ベラパミル塩酸塩（ワソラン®）	pHの上昇	4.5-6.5	7.09以上	——
ミダゾラム（ミダフレッサ®、ドルミカム®）	pHの上昇	2.8-3.8	4.6以上	アルカリ性薬剤・キシロカイン®と混合しない
炭酸水素ナトリウム（メイロン静注）	pHの低下	7.0-8.5	7.22以下	Caを含む製剤との配合禁忌
リン酸水素ナトリウム水和物・リン酸二水素ナトリウム水和物（リン酸Na補正液）	CaおよびMgを含む製剤との配合注意	6.2-6.8	——	——

（聖マリアンナ医科大学薬剤部、2024年7月現在）
各医薬品インタビューフォーム．福嶋豁行，森潔：注射剤の配合変化第２版．エフ・コピント富士書院，北海道，2002．
東海林徹，松山賢治監修：注射薬配合変化Q&A第２版．じほう，東京，2013．を参考に作成

文献

1）近藤匡慶，長野槙彦，田杭直哉，他：臨床現場における薬剤師の役割（7）注射薬配合変化回避に向けた情報提供．日医大医会誌 2020；16（3）：144-154.

17 点滴投与のタイミングをずらしたい

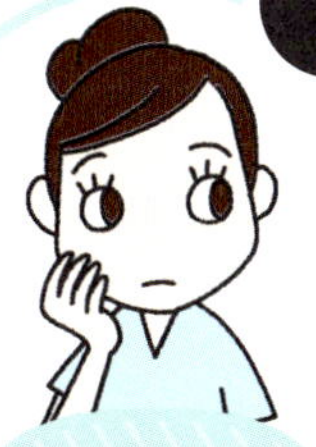

ココに困った…

看護師1年目
さくらさん

夜勤の消灯前、Lさんのベッドサイドへラウンドに行くと、身体拘束を外してほしいと訴えがあった。前日に末梢ルートを抜去したため、外してあげたいけれど再度抜去されるリスクがある。夜間も22時と6時に抗菌薬の投与があり、消灯後に投与するよりも、Lさんが起きている消灯前に投与することはできないのかな？

担当する患者さんの情報

- Lさん、80歳代、男性。
- 肺炎による心不全の増悪で入院。
- 末梢ルートより維持液が40mL/時で24時間持続投与中。
- 肺炎に対し抗菌薬を1日3回（6時・14時・22時）投与。
- 前日より食事が開始になっており、摂取量は少ないが、3割程度は摂取している。
- 夜間せん妄があり、抜去防止のために両上肢を拘束されている。

スタンダードなケアとして、医師の指示に基づいて維持液の点滴を夜間も流し、抗菌薬投与を指示の時間どおり22時と6時に実施しました。抜去歴があることから、夜間せん妄のリスクで「身体拘束を外してほしい」というLさんの訴えに応えることができず、別の対応方法がないものか、先輩看護師へ相談しました。

スタンダードのケア

- **原則、点滴や抗菌薬は医師の指示に基づいて投与することになっている。**
- **身体拘束に関しても、治療上の安静や安全を守るために、医師の指示と患者または家族の同意を得て、医師の指示で行う**（▶P.135）**。**

Key word 点滴投与／抗菌薬／依存性

私たち、こうしてます！

先輩ナースからのアドバイス

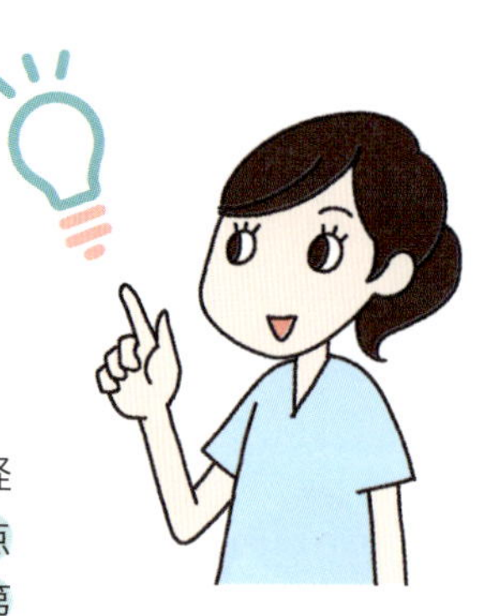

医師へ相談することで投与の見直しができることも

患者さんの訴えをきちんと聞く視点は大切で、Lさんの場合、経口からの食事も少ないながら始まっているので、維持液の持続点滴が中止または日中落としきりにできないか、医師への相談次第で両上肢の拘束を外すことができたかもしれません。 Point

時間依存性抗菌薬の場合、時間を前倒したりはしないほうがよいため、1日1回のものへ変更できないかなど、医師へ相談することは可能です。 Point

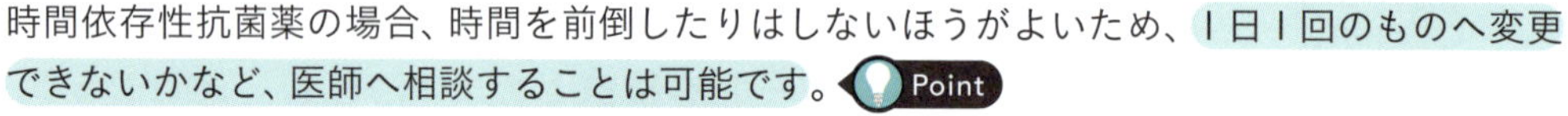

医師へ確認した結果、Lさんは24時間持続の輸液は終了となり、日中に落としきりとなりました。末梢ルートもロックしてタオル保護し、拘束も解除でき、Lさんはその日はせん妄の悪化もなく入眠できました。抗菌薬に関しては、開始したばかりなので継続となりました。

抗菌薬の種類によって投与回数は異なる

抗菌薬は、時間依存性と濃度依存性によっても投与回数が異なります。また、患者さんの病態によっても変化するので、点滴の時間をずらすことができる場合とそうでない場合があります。基本的には医師の指示に従い、安全に薬剤を投与することが原則となりますので、その部分は基本の考えとしておさえておきましょう。

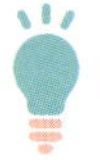

時間・濃度依存性による抗菌薬の投与（一例）

時間依存性抗菌薬	濃度依存性抗菌薬
1日に分割投与したほうが効果がある場合 （菌に対して一定濃度以上の抗菌薬が作用している時間が長いほど効果を示す）	1日1回、大量投与したほうが効果がある場合 （菌に作用するときに、できる限り抗菌薬の濃度が高いほど効果を示す）
● セフェム系（セファゾリンナトリウムなど） ● カルバペネム系（メロペネムなど） ● ペニシリン系（ベンジルペニシリンカリウムなど）	● キノロン系（レボフロキサシンなど） ● アミノグリコシド系（ゲンタマイシンなど）

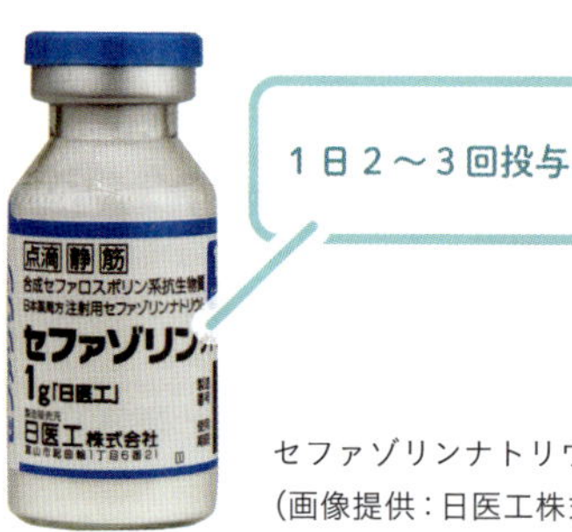

セファゾリンナトリウム
（画像提供：日医工株式会社）

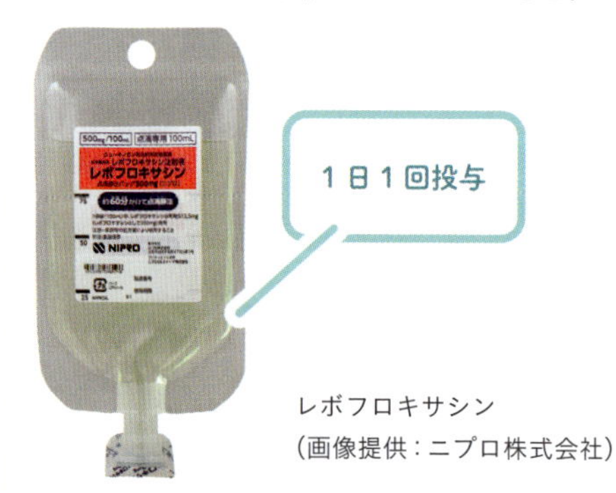

レボフロキサシン
（画像提供：ニプロ株式会社）

18 中心静脈ラインから薬剤の影響を受けずに採血したい

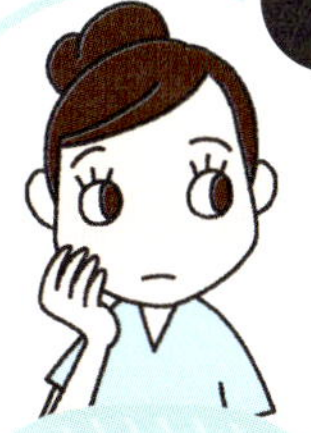

ココに困った…

看護師1年目
さくらさん

「生化学」「血算」「凝固」「血糖」の採血指示が出たものの、血管が細く、末梢静脈からの採血が難しいMさん。カテーテルからの採血では、シリンジで5～10mL程度引いてから採血すると習ったけれど、Mさんはダブルルーメンの一方から高カロリー輸液を投与中で、検査の値に影響が出ないのか心配…。

担当する患者さんの情報

- Mさん、60歳代、女性。
- 急性骨髄性白血病のがん薬物療法の目的で入院中。
- 抗がん薬投与のため、頸部から中心静脈カテーテル（central venous catheter：CVC）ダブルルーメンを挿入されている。
- 抗がん薬投与7日目、悪心や食欲不振の症状が現れ、高カロリー輸液を投与中。
- 末梢静脈からの採血が難しく、医師の指示にCVカテーテルからの採血可能とある。

CVカテーテルから採血を行いましたが、検査部から凝固系の異常値が出たと連絡があり、取り直すように言われてしまいました。教わった手順に沿って、生理食塩液でフラッシュ後にルートから血液を10mL引いて、廃棄した後に採血しました。しかしルート内に残っていたヘパリン加生理食塩液の成分が混ざった可能性があり、異常値になったと考えました。再度CVカテーテルから採血もできますが、先輩に相談し、正確な値を得るために末梢静脈から採血をすることになりました。

スタンダードのケア

- CVカテーテルやPICC、ポートから採血すること自体は可能である。
- カテーテル内に残った薬液による影響が出ないように採血を行う。

Key word 中心静脈（CV）カテーテル／PICC／ポート／採血／点滴投与中

私たち、こうしてます！

先輩ナースからのアドバイス

逆血や投与中の薬剤による リスクに注意して採血する

CVカテーテル、オープンエンドタイプの末梢挿入式中心静脈カテーテル（PICC）、埋め込み型中心静脈カテーテル（CVポート）からの採血は、逆血させて採血することで血液がカテーテルに残存し、感染のリスクが上昇することや、残存した血液によるカテーテルの閉塞、また、投与している薬剤により検査データが変化することが考えられます。それぞれの製品説明書には、採血を行う場合の注意点が記載されています。

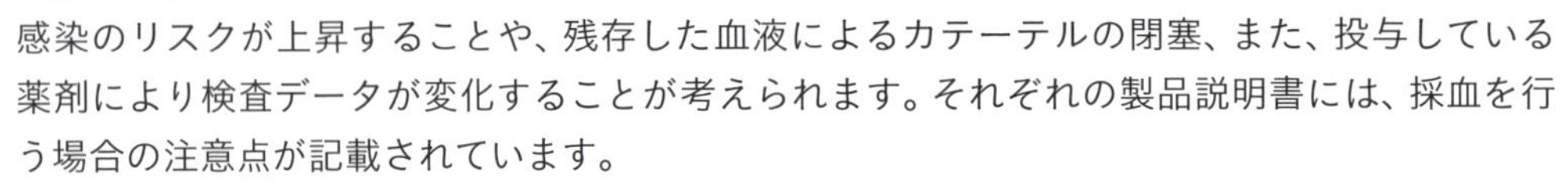

薬剤の影響がないように採血するための手順は、以下のようになります。いずれもカテーテル内に残った薬液の影響で、検査値が変化する可能性があることに注意が必要です。**採血前にカテーテルを生理食塩液でフラッシュする、最初の血液5～10mLを廃棄するなど、残存薬液の影響をなるべく受けないように注意して実施します。** Point

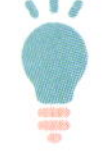

ダブルルーメン、トリプルルーメンの空いているデバイスから採血する場合

1. 薬液の影響を避けるため、投与中の点滴を一時的に止める
2. 採血するカテーテルを生理食塩液 10mL でフラッシュし（カテーテル内の薬液を除去する、カテーテル先端を血管壁から離れさせる）、逆血を確認する
3. 新たにシリンジをつなげて 5～10mL 採血し、廃棄する。さらに新たにシリンジをつなげるか、採血ポートをつなげて採血を実施する
4. 採血終了後、10mL の生理食塩液でパルシングフラッシュ（下図）を行い、ヘパリン加生理食塩液（ヘパリン生食、ヘパリンロックシリンジ®）で陽圧ロックを行う

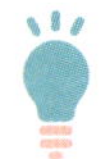

シングルルーメン、ポートなど点滴投与中のルートから採血をする場合

1. 点滴ルートを外す
2. 採血は上記の方法で実施し、生理食塩液でパルシングフラッシュ後、ルートをつなげて点滴を再開始する

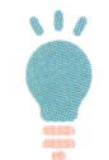

パルシングフラッシュ

- 2～3mL 注入して止めることを繰り返し、断続的に波動を生じさせる方法。
- カテーテルの閉塞を防ぐ目的で行う。

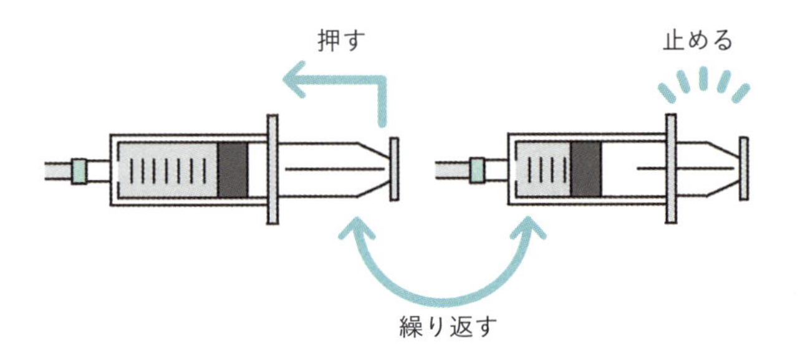

カテーテルの構造

- カテーテルは、内腔の数によって以下のような種類がある。

分類	断面図
シングルルーメン（内腔：1つ）	
ダブルルーメン（内腔：2つ）	❶遠位 ❸近位
トリプルルーメン（内腔：3つ）	❶遠位 ❷中間位 ❸近位

トリプルルーメンの例

❶ **遠位（ディスタール）**
- 開口位置が挿入部位から最も遠く、最も心臓に近い
- 体外に出ているルートの長さは最短
- 高流量や急速投与に有利（メインなど）

❷ **中間位（メディアール）**
- 内径が細い、流量が安定する
- 低流量の薬剤（循環作動薬）などの流量を安定させて投与できる

❸ **近位（プロキシマール）**
- 挿入部から最も近く、心臓には最も遠い（一番早く血中に流れ出る）
- 体外に出ているルートは最も長い
- 内径が細い、流量が安定する
- 低流量の薬剤（循環作動薬）などの流量を安定させて投与できる

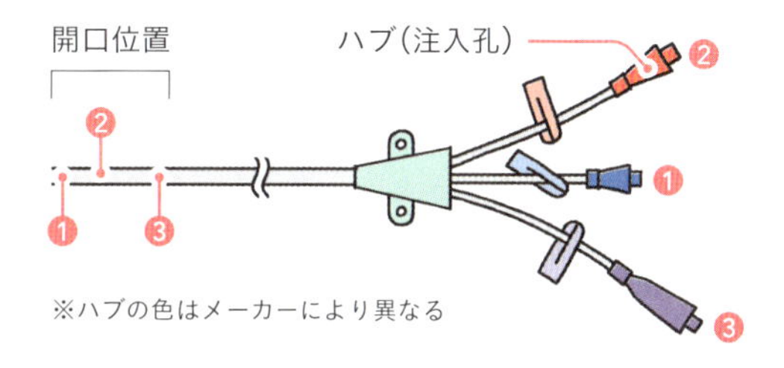

※ハブの色はメーカーにより異なる

採血後は閉塞を予防する

採血後はカテーテル内に付着した血液を洗い流すよう、十分にパルシングフラッシュ P.52 を実施します。採血ホルダーを使用するときは、順番として**凝固系の採血管は2番目以降に接続して採血します** P.2。
また、過去に何度もCVカテーテルからの採血で異常な値が出てしまう患者さんは、**初めから静脈血採血を選択することも考慮します。** Point
メインなどの点滴を投与中で、別のカテーテルから採血をするときに、点滴をいったん中止することを忘れてしまうこともよくあります。そのような場合も、投与中の薬液の影響から検査値に変化が出ることがあります。
PICC、CVカテーテル挿入中であっても、点滴投与している・していない患者さん、カテーテルの種類もシングルルーメン、ダブルルーメン、トリプルルーメンと、状況はさまざまです。その患者さんの状況により採血方法が少しずつ異なるため、十分確認して行いましょう。
ちなみに、**シリンジポンプで投与するような微量持続点滴（循環作動薬、免疫抑制薬、麻薬など）は、フラッシュすることで微量でも身体に影響が出てしまいます。そのため、それらを投与しているルートからは採血は行いません。** Point ただし、緩和目的の麻薬を使用している場合は、医師の指示のもと、麻薬投与と同一ルートから採血する場合があります。
なお、点滴投与する薬剤の薬物血中濃度測定は、検査値に影響が出る可能性があるため、ルート採血は実施せず、末梢静脈から採血します。

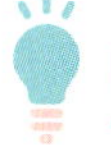

陽圧ロック

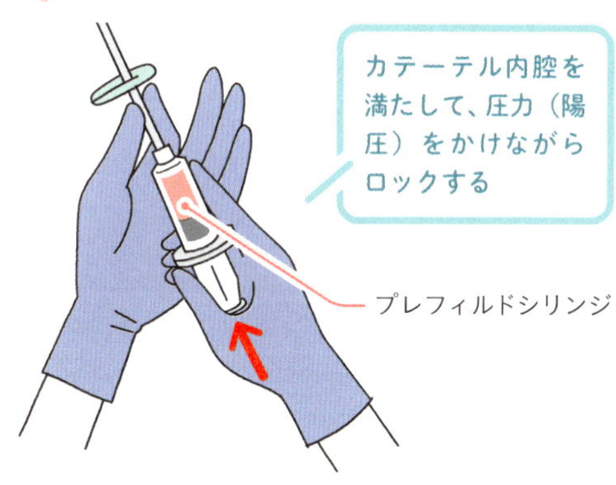

19 CVポートは毎回ヘパリンロックすべきか迷う

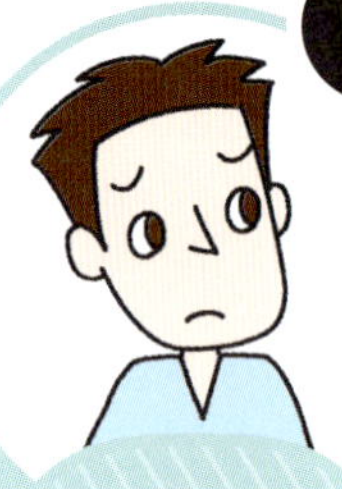

ココに困った…

若手看護師
ひじりさん

メインの点滴はなく、抗菌薬投与後にロックを行うNさん。以前にポート閉塞を起こしているので、生理食塩液とヘパリン加生理食塩液のどちらでロックすればよいのか、わからない。普段はヘパリンロックを行うと指導されているけれど、1日3回もヘパリンを使用して身体への影響はないのかな…。

担当する患者さんの情報

- Nさん、70歳代、男性。
- 胃がん。
- 抗がん薬投与目的で、オープンエンドタイプのCVポートを造設・留置している。
- 抗がん薬投与後7日目で炎症反応が高くなり、ポートから抗菌薬を1日3回8時間ごとに投与しており、2回目の抗菌薬投与は終了している。
- ポート閉塞の既往がある。

Nさんの3回目の抗菌薬を投与しようとしましたが、逆血がなくフラッシュも固く感じました。そこで、いったんポートの針を抜針し、新しくポートの針を刺し直しました。その結果、しっかり逆血を認め、点滴投与も問題なく行うことができました。先輩に相談し、医師よりNさんの点滴終了後は毎回ヘパリン加生理食塩液(ヘパリン生食)によるロックへ指示変更となりました。

スタンダードのケア

- **ポートに接続したカテーテル先端部の形状により、ロックに用いる薬液は異なる。**
- **グローションタイプは、生理食塩液でロックする。**
- **一般的なオープンエンドタイプのカテーテルでは逆流した血液が閉塞を招くリスクが高いことから、閉塞が起こっていないか、血流の逆流(逆血)を必ず確認し、ヘパリン生食でロック(ヘパリンロック)する。**

Key word CVポート/生食ロック/ヘパリンロック/クローズエンド/オープンエンド

私たち、こうしてます！

先輩ナースからのアドバイス

1日1回はヘパリンロックが望ましい

ここからは、オープンエンドタイプのポートについて説明します。
日本IVR学会のガイドライン[1)]では、CVポートからの薬剤投与終了時には生理食塩液によるフラッシュの後、生理食塩液もしくはヘパリン生食による陽圧ロックを行うことが推奨されると記載があります。

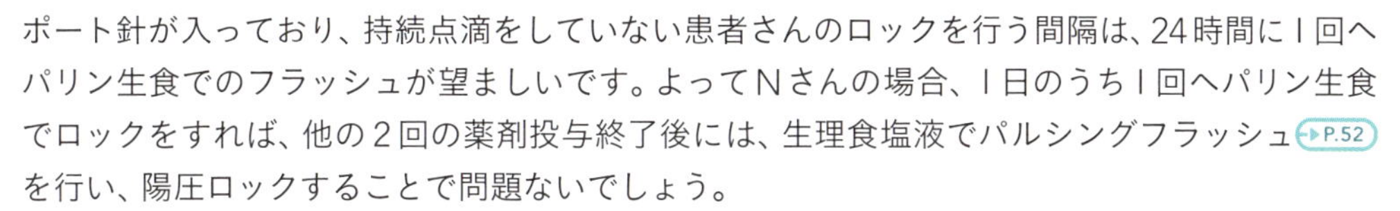

ポート針が入っており、持続点滴をしていない患者さんのロックを行う間隔は、24時間に1回ヘパリン生食でのフラッシュが望ましいです。よってNさんの場合、1日のうち1回ヘパリン生食でロックをすれば、他の2回の薬剤投与終了後には、生理食塩液でパルシングフラッシュ▶P.52を行い、陽圧ロックすることで問題ないでしょう。

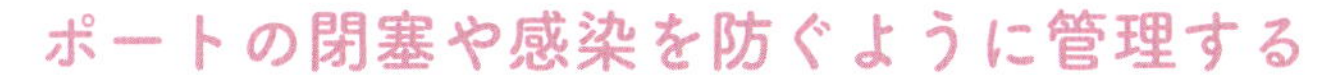

ポートの閉塞や感染を防ぐように管理する

万が一ポートが詰まり、使用できなくなった場合は、留置しているポートを取り出し、新たに入れ直す場合があり、患者さんには大変な負担となります。
ポートの使用目的にもよりますが、抗がん薬や高カロリー輸液を投与し、退院後に自宅でも高カロリー輸液を継続する患者さんの場合、ポートが命綱となります。そのため、詰まらせたり、感染を起こしたりしないよう、十分に気をつけてポートの管理を行う必要があります。
当病棟では上記のような理由から、**薬剤投与終了後は毎回ヘパリン生食でフラッシュをしています。** Point ヘパリンの過量投与によるヘパリン起因性血小板減少症（HIT）の懸念もあるため、毎回のヘパリンロックについては医師に確認し、病棟で統一した対応ができるようにするとよいでしょう。例えば、持続点滴中で入浴のため1時間ほど点滴を止める場合は、生理食塩液でのロックで問題ありません。しっかりパルシングフラッシュを行い、ルートやポート内の薬液や血液を洗い流しましょう。**ポートから点滴を投与していない患者さんは、4週間に1回はヘパリン生食でフラッシュを行うようにしてください。** Point

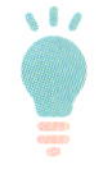

カテーテル先端部の種類

グローションタイプ

- クローズエンドタイプともいう。
- 先端や側面にスリット（弁）が入っている。
- 薬液を注入するときのみスリットが開くため、血液が逆流しないしくみになっている。

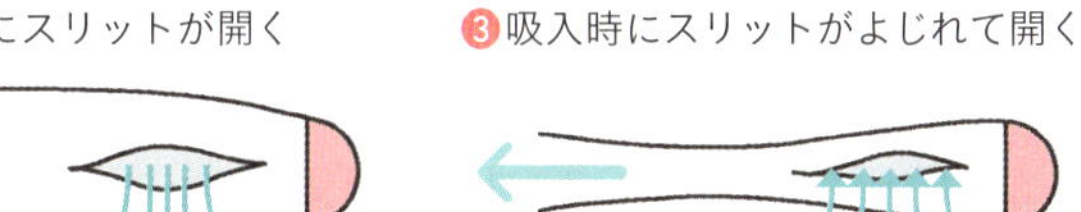

❷注入時にスリットが開く

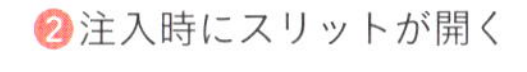

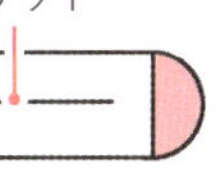

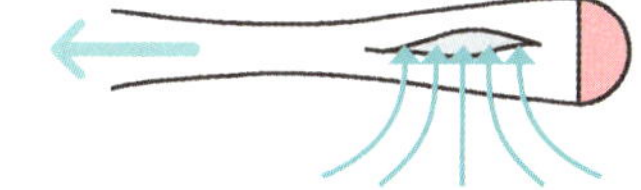

オープンエンドタイプ

- 先端が開放されている。

血液が
入り込む
ヘパリンコーティング
されているものもある

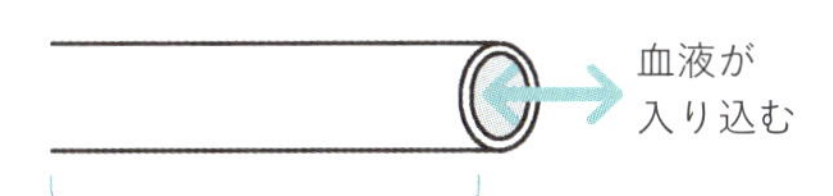

ポートがフラッシュできないときは針や固定を確認

ポートがフラッシュできなくなった場合には、ポートの針がセプタム内にしっかり入っていない、ルートが引っ張られて針が抜けかけている場合、血栓などでカテーテルが閉塞している場合、ピンチオフ症候群などが考えられます。

ポートがフラッシュできなくなった場合に考えられること（一例）

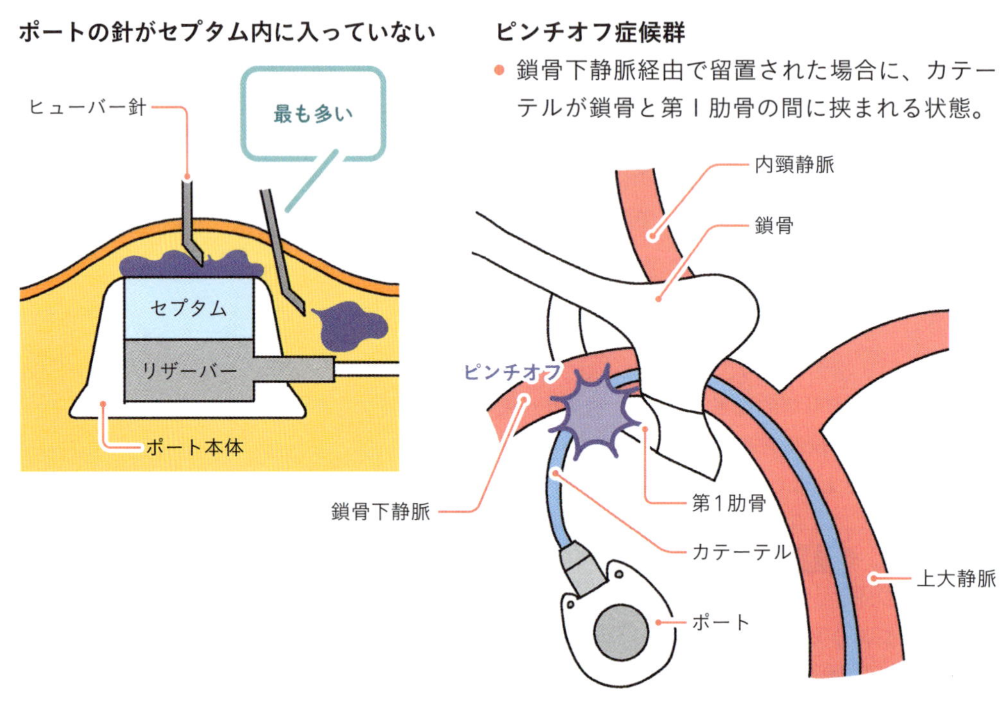

いずれもカテーテルからの逆血がない、カテーテルをフラッシュする際に抵抗がある、輸液の滴下不良、輸液ポンプを使用する際に閉塞アラームが頻回に鳴るなどの状況が起こります。このような場合は、無理にフラッシュをせず、針の位置や固定を確認します。そして、いったんポートの針を抜き、新しいものに刺し替えて再度フラッシュと逆血を確認しましょう。

Point それでもフラッシュができない、抵抗が強い場合は、すみやかに医師に報告し、カテーテル造影を行い、ポートの状態を確認する必要があります。

なお、10mL以下のシリンジでのフラッシュは、圧がかかりすぎてカテーテルの破損につながるため、フラッシュ時は必ず10mL以上のシリンジを用いるようにします。Point

文献

1）日本IVR学会編：中心静脈ポート留置術と管理に関するガイドライン2019.
https://www.jsir.or.jp/wp-content/uploads/2020/01/CVP20200107（2024.6.10.アクセス）
2）株式会社メディコン：製品情報「パワーPICC」，メディ助.
https://medisuke.jp/infusion/products/power-picc（2024.6.10.アクセス）
3）テルモ株式会社：医療機器製品情報「CVレガフォース™EX」.
https://www. terumo.co.jp/medical/equipment/me34.html（2024.6.10.アクセス）
4）中野政子：Q06 CVポートでの輸液終了時，ロックは「生理食塩液」を使用していいのですか？　ナースが知りたいギモン解決Q & A 100．エキスパートナース 2012；28(8)：41-42.
5）塚本容子：中心静脈カテーテルの気になるQ&A．エキスパートナース 2012；28(1)：49.

TPNのフィルターを取り付けるべきかわからない

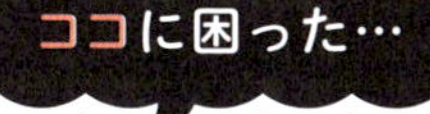

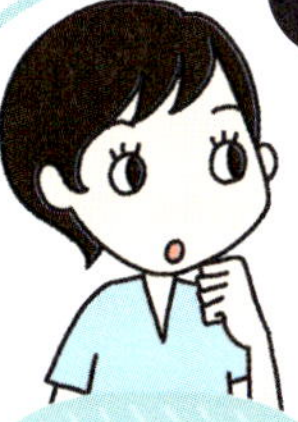

若手看護師
アンナさん

中心静脈栄養（total parenteral nutrition：TPN）を投与中のOさんに脂肪乳剤の投与を指示されたけれど、インラインフィルター（フィルター）を通して投与するべき？ そもそもCVラインにフィルターはなぜ必要なの？

担当する患者さんの情報

- Oさん、60歳代、男性。
- 消化管穿孔に対して緊急手術が行われ、術後は絶食管理のためCVカテーテルを留置。TPNを投与している。
- TPNのルートはフィルター付きの点滴ルートが使用されている。
- TPN製剤の調製は病棟で行っている。

アンナさんが以前いた施設では使用禁止の薬剤以外、すべてフィルターを通していました。今回、先輩と一緒に①フィルター、②三方活栓、③患者さん側のCVカテーテルの順でルートをつなぎ、三方活栓へ薬剤をつなぐことで、脂肪製剤をフィルターを通さずに投与することができました。

スタンダードのケア

- **OさんはTPNのルートにフィルターを使用している。脂肪乳剤はフィルターを通らないため、フィルターより患者側の側管から投与する。**

Key word 中心静脈栄養（TPN）／輸液ルート／フィルター

私たち、こうしてます！

先輩ナースからのアドバイス

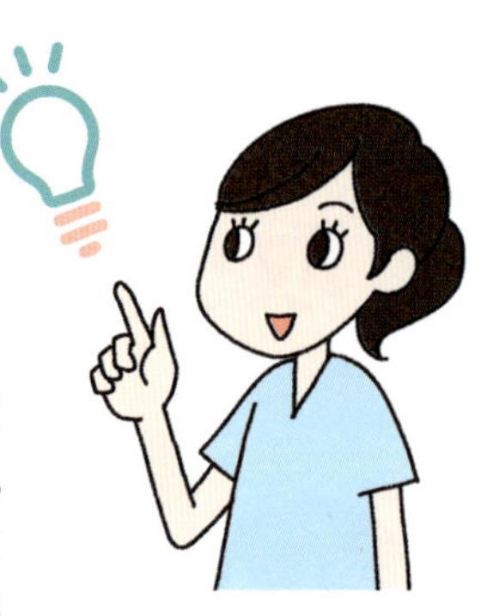

フィルターの使用目的を理解する

患者側の側管から投与するため、投与準備時の手洗いやプライミング時の清潔操作など、通常以上に感染防止への配慮を行います。TPNのフィルターを通してよい薬剤と、そうでない薬剤があることの確認が必要です。TPNのカテーテルにフィルターを使用する目的は、下記のようなものが挙げられます。

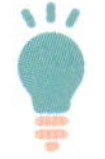

TPNで輸液フィルターを使用する目的

1. 輸液からの**感染のリスクを減らす**こと
2. 大量の薬物投与が必要な患者や輸液由来静脈炎がすでに生じている患者における**静脈炎のリスクを減らす**こと
3. 静脈内注射溶液に混入しているかもしれないアンプルカットの欠片やゴム栓のコアリングなどの**微粒子物を除く**こと
4. 汚染している輸液に混入しているグラム陰性菌によって産生される**エンドトキシンをろ過する**こと

一方で、米国疾病予防管理センター（Centers for Disease Control and Prevention：CDC）ガイドラインでは、フィルターの使用について、感染制御目的でルーチンに使用しないと推奨しています。これは、輸液が汚染されるタイミングは混注時が多いですが、米国の場合、薬剤の調剤は無菌調剤が行われていることなどの理由で感染のリスクが低く、フィルターが必要不可欠ではないことが背景にあります。
日本では、看護師が病棟で調剤することも多く、その場合、無菌調剤ができないことから、フィルターの使用を推奨している施設もあります。病院の設備によって使用の有無は異なります。

フィルターを使用してはいけない薬剤がある

TPNに使用するフィルターの孔径は、0.2μmです。このため、0.2μmを超えて目詰まりの原因になるような輸血製材や脂肪乳剤、フィルターに吸着されてしまう薬剤などはフィルターを通すことができません。

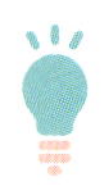

フィルターを通すことができない主な薬剤（一例）

理由	一般名（主な商品名）	分類
フィルターを目詰まりさせる	フルルビプロフェンアキセチル（ロピオン®）	非ステロイド抗炎症薬
	脂肪乳剤（イントラリポス®）	脂肪乳剤
	アルブミン製剤	輸血製剤
	グロブリン製剤	
フィルターに吸着される	ヒトインスリン（ヒューマリン®）	インスリン製剤
	ジアゼパム（セルシン®、ホリゾン®）	抗不安薬

フィルターを取り付ける位置にも注意

病院の設備により対応が異なることは説明しましたが、当院ではフィルターを装着する位置はTPNに接続する輸液ルート（クレンメを含む）の次としています。側管を投与する予定がある際には、フィルターの次に三方活栓を接続し、側管ルートを患者側へつけるようにしています。Point

また、TPN以外でも補液やルートの詰まり予防で生理食塩液やブドウ糖液などの輸液を使用している場合もTPNと同様の対応をし、可能な限りフィルターを使用するようにしています。

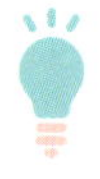

当院における輸液ルートの接続

- フィルターは、TPNに接続される輸液ルートとクレンメより患者側に接続する。
- 側管がある場合は、フィルターのあと（患者側）に三方活栓を用いて接続する。

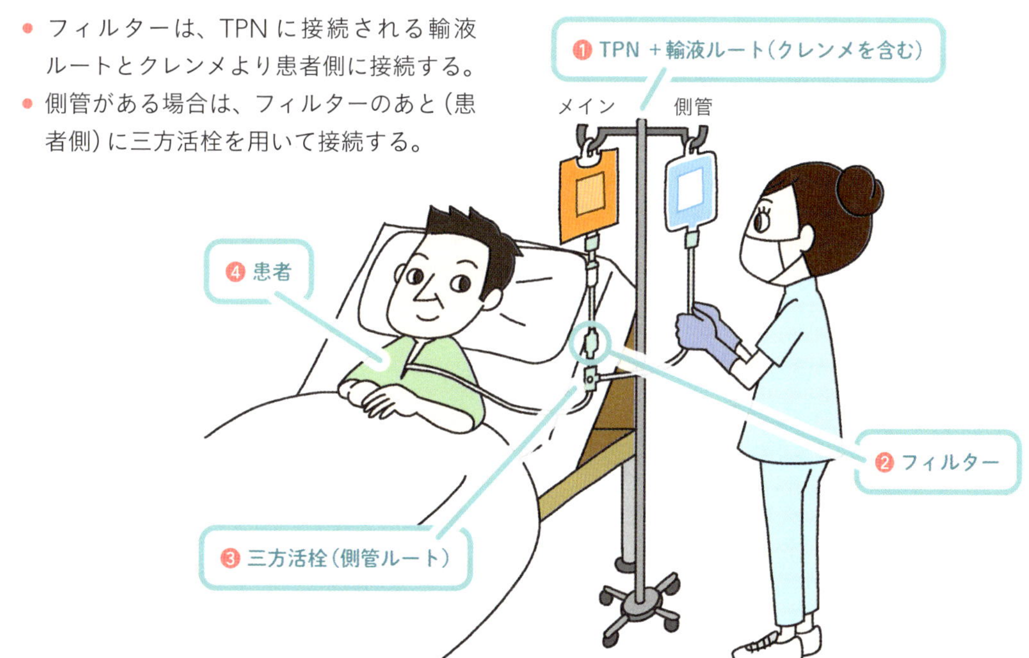

CVカテーテルの入れ替えのめやすがわからない

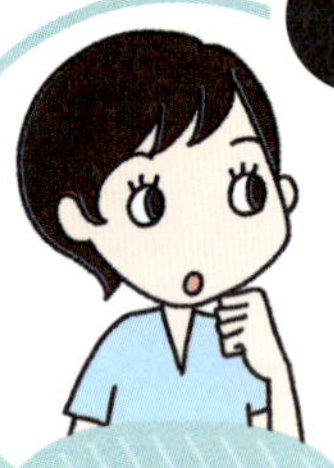

ココに困った…

若手看護師
アンナさん

以前受け持ちをした患者さんが、発熱で急遽中心静脈（CV）カテーテルの入れ替えとなったことがあった。発熱したOさんも入れ替えとなる可能性があるから、準備しておくとよい？

担当する患者さんの情報

- Oさん、60歳代、男性（20と同一人物）。
- 消化管穿孔に対して緊急手術が行われ、術後は絶食管理のためCVカテーテルを留置しTPNを投与中。
- 術後10日目。昨夜から38℃台の発熱がある。創部感染の徴候は認めない。
- CVカテーテル挿入部位は軽度発赤を認める。CVカテーテル以外の挿入物はない。
- CVカテーテルはドレッシング材で保護しているものの、外れかかっていることがあった。

アンナさんは発熱の原因を考えるために、熱型を確認しました。さらに、CVカテーテル刺入部に発赤がみられたため、感染徴候を疑い、CVカテーテルを入れ替える準備を行いました。

スタンダードのケア

- **発熱の原因検索を医師や多職種と検討する。**
- **カテーテル由来血流感染（CRBSI）が疑われたら、カテーテル抜去の準備を行う。続けて、抜去後再挿入の確認を行い、再挿入を行う準備をする。**

Key word 中心静脈（CV）カテーテル／カテーテル由来血流感染（CRBSI）／カテーテルの入れ替え

私たち、こうしてます！

先輩ナースからのアドバイス

CVカテーテル入れ替えのめやす

カテーテルを長期に留置する場合、入れ替えが検討されます。CVカテーテルの入れ替えの目的は、CRBSI P.32 の有無を評価することです。

CDCガイドライン[1]では「CVカテーテル、PICC、血液透析カテーテル、肺動脈カテーテルは、カテーテル由来感染を予防するためにルーチンに交換しない。CVカテーテルやPICCは発熱だけで抜去しない。感染が他で明らかになっている場合や、発熱の非感染性原因が疑われる場合、カテーテル抜去の妥当性に関して臨床判断を用いる」とあります。

このことをふまえて当部署では、ルーチンでの入れ替えの期日を設けているわけではないですが、**感染徴候を観察しながら1週間をめやすに入れ替えの検討をしています。** Point また、**デバイスの位置確認時に挿入日時の確認も実施しています。** Point

Oさんはちょうど術後1週間経過しており、感染徴候もあることから、CVカテーテルの入れ替えを検討する対象となります。

CVカテーテル留置中の発熱で考えたいこと

まずは、**なぜ熱が出ているのか、熱型はどうなのかを自分でも確認してみましょう。**熱以外の症状はあるのか、血液検査では炎症所見が上がっているのか、他臓器に炎症をきたしていそうな部位はないのか、などのアセスメントを行います。

今回のOさんは術後の合併症も考えづらく、他臓器からの感染徴候はなさそうでした。しかし、CVカテーテルの刺入部に発赤があることから、感染が疑われそうです。こういった場合には入れ替えを検討する必要があります。

また、正しい手洗いやTPN交換時の消毒方法、ドレッシング交換時の清潔操作などの他者評価を依頼し、自分の技術の安全性を確認できるようにしましょう。TPNの交換など日常的に行う業務ですが、看護師の手技による感染を起こさないという意識が必要です。

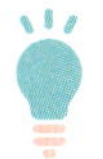

血流感染の観察ポイント

刺入部の観察	● 発赤の有無、腫脹、膿性の滲出液の付着
留置後の新たな発熱	● 弛緩熱かどうか、熱型の確認 ● 血液検査データの炎症所見などから、他に感染源はないか確認

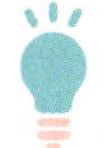

汚染を予防するポイント

1. 刺入部をドレッシング材できれいに覆う
2. 定期的に消毒を行う P.63
3. 輸液セットは1週間に1回交換する
   - 脂肪乳剤・血液や血液製剤に使用した輸液ラインは**24時間以内**に交換
   - プロポフォールを使用するラインは**12時間以内**に交換

文献

1) 矢野邦夫監訳：血管内留置カテーテル由来感染の予防のためのCDCガイドライン 2011. メディコン, 大阪, 2011. https://www.info-cdcwatch.jp/views/pdf/CDC_guideline2011.pdf（2024.6.10. アクセス）

22 CVカテーテル刺入部の消毒方法がわからない

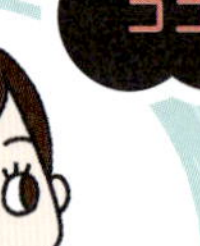

ココに困った…

若手看護師
アンナさん

清潔操作時の消毒は、イソジン®を使ったり、クロルヘキシジングルコン酸塩を使ったりしているけれど、CVカテーテルの消毒はどれが正しいの？

担当する患者さんの情報

- Oさん、60歳代、男性（20 21と同一人物）。
- 消化管穿孔に対して緊急手術が行われ、術後は絶食管理のためCVカテーテルを留置し、TNPを投与している。
- 術後3日目。CVカテーテルはドレッシング材で保護しており、感染徴候は認めない。
- 本日、ドレッシング材がはがれかかっている状態を発見。

アンナさんはドレッシング材の交換が必要な状態と判断しました。ドレッシング材を新しく貼り替える際はただ貼るだけではなく、クロルヘキシジングルコン酸塩での消毒を行いました。しかし、消毒の範囲がドレッシング材より狭い範囲となってしまったこと、消毒が乾ききらない状態でドレッシング材を貼付してしまったことから、ドレッシング材がはがれてしまいました。結局、再度消毒するところから実施することとなりました。

スタンダードのケア

- **ドレッシング材の交換が必要な状態のため、刺入部の消毒を行い、新しいドレッシング材を貼り直す。**
- **クロルヘキシジングルコン酸塩を用いた消毒が最も推奨されている。**

Key word 刺入部の消毒／消毒薬

私たち、こうしてます！

先輩ナースからのアドバイス

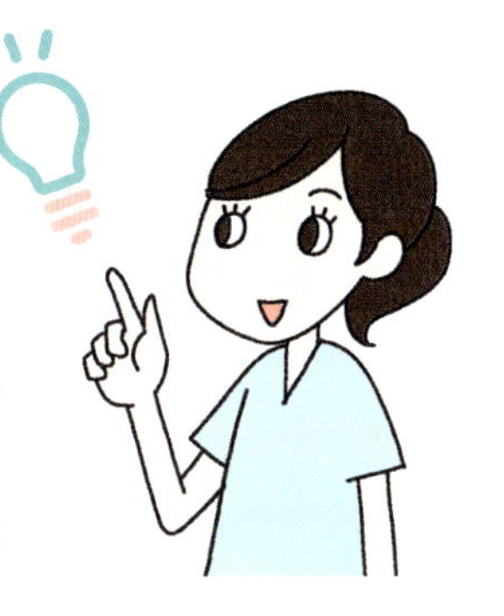

CVカテーテルはクロルヘキシジンで消毒する

CDCガイドライン[1]では、CVカテーテルや末梢動脈カテーテル挿入前およびドレッシング交換時の皮膚消毒に、クロルヘキシジングルコン酸塩濃度が0.5%を超える（＞0.5%）アルコール製剤で皮膚消毒することが最も推奨されています。

ポビドンヨード（イソジン®）と比較し、クロルヘキシジングルコン酸塩でCVカテーテル刺入部の消毒を実施したほうが、カテーテル感染のリスクが低いといわれています。ただし、濃度が0.5%以上のクロルヘキシジングルコン酸塩はカテーテル穿刺時、血液培養採取時などの皮膚消毒にも有効ですが、粘膜への使用はショックを引き起こしてしまう危険性があるため、禁忌です。このため、膀胱留置カテーテルの挿入時に使用する消毒液はポピドンヨードとなります。ほかにも消毒液にアレルギーのある患者さんもいるので、必ずアレルギーの有無を確認したうえで消毒液を使用しましょう。そして、どの部位にどの消毒液が適切なのかを考えながら実施していきましょう。

刺入部はドレッシング材交換時に消毒する

CVカテーテル刺入部の消毒は、ドレッシング材を交換するたびに行います。ドレッシング材の交換頻度はCDCガイドライン[1]によるとガーゼでは2日、透明ドレッシング材では7日間が推奨されています。このため、使用するドレッシング材に応じた交換、消毒が必要です。

上記の推奨期間に限らず、汗や血液で一部はがれかかっている、汚染されている場合などはすみやかに交換を行い、感染予防に努めます。その際には必ずクロルヘキシジングルコン酸塩での消毒が必要です。当部署ではCVカテーテル挿入の患者さんが多く、患者さんによってドレッシング材の交換日が異なる場合も多いです。基本的には、患者さんに応じて7日間で交換を実施していますが、交換を忘れたり不要な交換を避けるために、めやすとして火曜日をドレッシング材の交換日とし、必ず交換日の確認をしています。Point Oさんはカテーテル挿入後3日で、交換日ではありませんでしたが、はがれかかっていたことから抜去と感染のリスクがあるため、交換となりました。近年はクロルヘキシジングルコン酸塩を含有した透明ゲルパッド付きのドレッシング材も販売されており、当院でも使用していますP.71。体動の激しい患者さんの場合、ドレッシング材の周囲を粘着度の高いテープで固定する、ルートを寝衣などに固定し、はがれにくくする工夫が大切です。Point

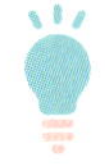

CVカテーテル刺入部の消毒方法

1. アルコール綿で皮脂を拭き取る
2. クロルヘキシジングルコン酸塩で、中心から外側に向かって消毒する。消毒範囲はドレッシング材より大きく行い、2度繰り返す
3. 最後に必ず乾燥したことを確認し、ドレッシング材を貼付する

消毒のポイント

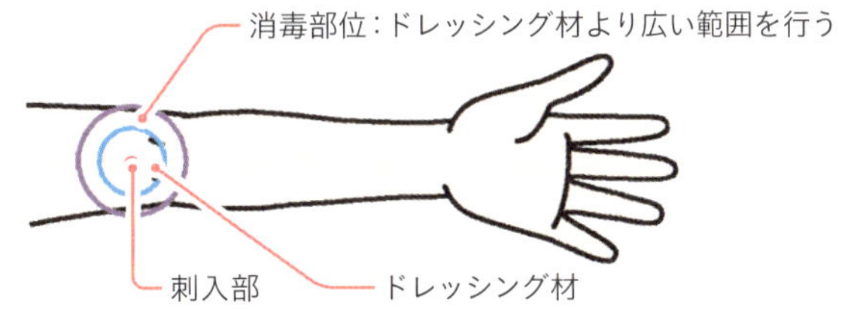

文献

1）矢野邦夫監訳：血管内留置カテーテル由来感染の予防のためのCDCガイドライン 2011. メディコン，大阪，2011. https://www.info-cdcwatch.jp/views/pdf/CDC_guideline2011.pdf（2024.6.10. アクセス）

23 経鼻胃管の固定方法が人によって違うから、正解がわからない

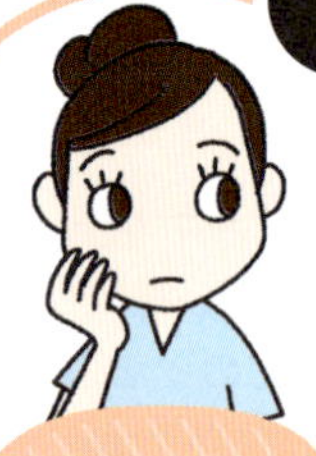

ココに困った…

先輩には経鼻胃管（naso-gastric tube：NGチューブ）やイレウス管の鼻翼固定はE留めにするように指導されたけれど、人によって固定の方法が違うみたい･･･。
抜去を防ぐには、いったいどの固定方法が正しいの？

看護師１年目
さくらさん

担当する患者さんの情報

- Aさん、70歳代、男性。
- 消化器外科手術後２日目。
- NGチューブのほかに末梢静脈ルート、腹部ドレーン、膀胱留置カテーテルを挿入中。
- 手術室から帰室後、せん妄が著明となり、NGチューブをこする行動がみられた。
- 前日、鼻翼固定はE留めではなくI留め固定されていた。

NGチューブは皮膚状態観察のために毎日テープの交換を行っていますが、Aさんはチューブをこすってしまうしぐさがあり、テープ交換を何度かしなくてはなりませんでした。
スタンダードな固定方法として、鼻翼の固定はE留めにしていましたが、危うくテープがはがれかけたところでNGチューブを抜去されそうになりました。
同じ固定方法を続けるだけでは、いつか抜去されてしまいそう。予防できる固定法を取り入れたいですが、どの方法がよいのかわかりませんでした。

スタンダードなケア

- テープ固定は、皮膚損傷を起こさない、かつ抜けにくい固定方法にする。

Key word 固定方法の違い／患者に合った方法

私たち、こうしてます！

先輩ナースからのアドバイス

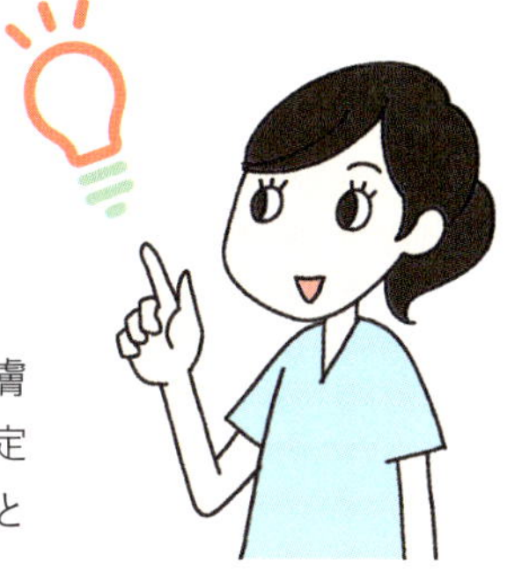

NGチューブを安全に固定する

Aさんのように NG チューブが動きやすいと、摩擦や圧迫から皮膚障害を生じるリスクがあります。そのためにしっかりと確実な固定が必要です。チューブの固定は鼻翼と頬部の2か所に行います。ともにΩ留めでチューブが直接皮膚に当たらないようにします。

チューブやカテーテルの固定には、オメガ（Ω）型をつくり固定するとよいといわれています。Ω留めは、通常の固定と比較して「チューブへの粘着面積が広くなること」と「あそびになる足の部分ができること」から、身体の動きなどによってチューブが引っ張られたときにも、皮膚やチューブからはがれにくく、固定にすぐれています。 ただし、**あそびの部分を必要以上にとってしまうと、鼻翼にチューブが当たってしまう可能性があるので注意します。** Point

患者に合わせて固定方法を選択する

鼻翼の固定方法にはさまざまな方法があります。E留めは鼻下でΩ留め固定するため、鼻翼を圧迫することなく固定できます。しかし、鼻周辺は皮脂の分泌が盛んで鼻汁でテープがはがれやすいのも事実です。I留めは鼻翼に当たる面積は大きくなりますが、しっかり固定できます。

鼻翼の固定は、患者さんの皮膚の状態や安静度に合わせて固定方法を検討しましょう。しっかりと固定したい場合、おのずと皮膚に当たる面積も多くなるため、こまめに皮膚状態の観察を行うことが重要です。

また、チューブやカテーテルを認識されにくい固定方法として、**ルートを寝衣の内側に通す、チューブ類に触れにくくするために腹帯のなかに入れるなど、患者さんの視界から外す工夫をしています。** Point

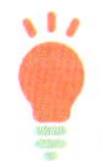

NGチューブを固定する際の工夫

○
- 鼻翼と頬部の2か所に固定する。
- チューブが直接皮膚に当たらないよう、Ω留めにする。

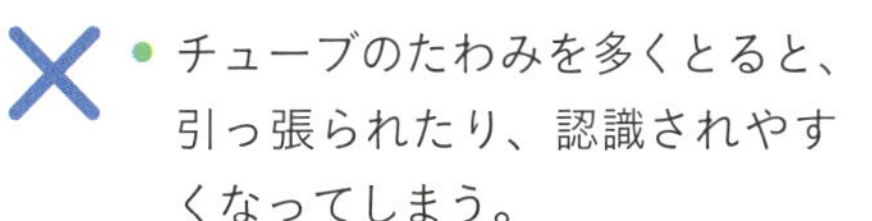

×
- チューブのたわみを多くとると、引っ張られたり、認識されやすくなってしまう。

Ω留め
チューブ
テープ
あそびの部分を必要以上にとらない

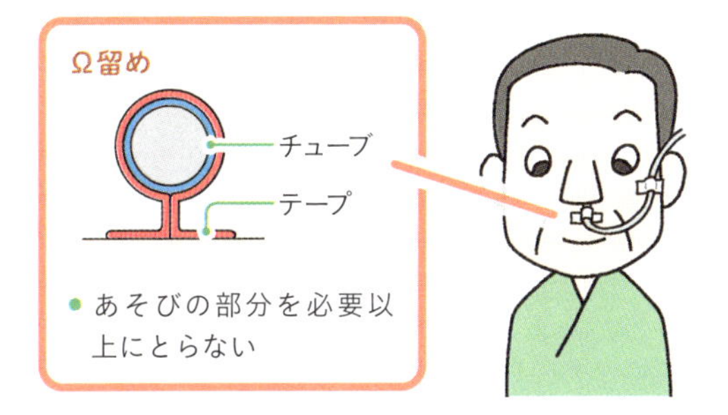

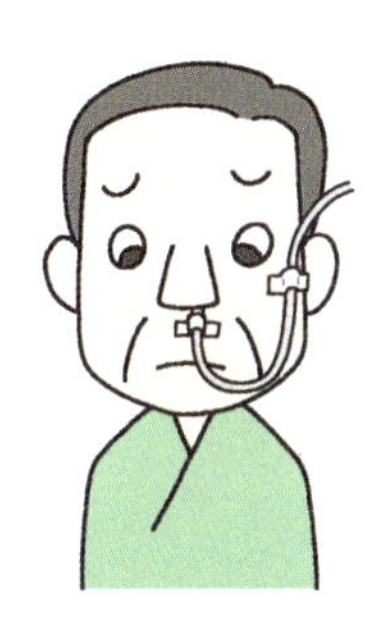

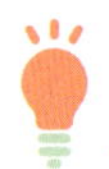

経鼻胃管チューブの固定方法（一例）

種類	オメガ(Ω)留め	E留め	I留め
方法	正面から見たところ 下にもう1枚テープを貼っておく 横から見たところ	正面から見たところ 横から見たところ	正面から見たところ 横から見たところ
固定テープの形状			
メリット	● しっかり固定できる ● 皮膚に直接当たらない	● 鼻翼を圧迫しない	● しっかり固定できる
デメリット	● ルートとテープの接着面積が大きくなるため、粘着力の強いテープでは剥離時に皮膚への負担が大きくなる	● 皮脂や鼻汁ではがれやすい	● 鼻翼に当たる面積が大きい
選択のヒント	● チューブ固定する際は、必ずΩ留め→P.65で固定する	● 外見を気にしない患者に使用する ● ループが大きくなるため、無意識に手を引っかけてしまうような患者には不向き	● 外見を大切にする患者に使用する ● ひげが濃い患者は鼻下での固定が向かないため、I留めのほうがよい ● 口唇など口元のジスキネジアがある患者には不向き

24 固定テープによるかぶれを防ぎたい

ココに困った…

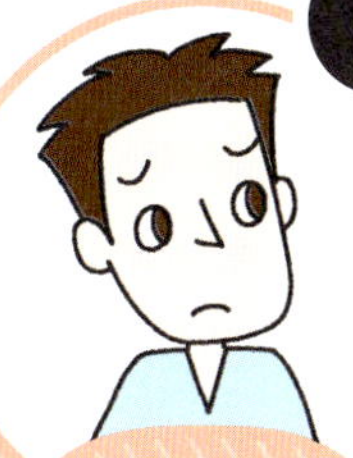

若手看護師 ひじりさん

かゆみを訴えているBさんに今のテープをそのまま貼ったら、皮膚がかぶれてしまうかも…。他のテープを使ったほうがいいのかな？ 何かよい方法はないかな？

担当する患者さんの情報

- Bさん、70歳代、女性。
- 消化器外科手術後1日目。
- 腹部にドレーン2本留置中。
- 皮膚が弱く、テープにかぶれやすい体質。
- 訪室時ドレーン刺入部を気にしていたため「どうしましたか」と声をかけたところ、本人より「テープのところがかゆい」と訴えがあり、テープ周辺に発赤があった。

スタンダードな方法として、皮膚が弱いBさんには皮膚被膜剤や粘着剥離剤を使用しました。固定用のテープにもそれぞれ特徴がありますが、Bさんに合ったテープを選択して固定することが難しく、皮膚が弱い＝粘着力のソフトなテープを使用し、固定がはがれやすくなってしまいました。

スタンダードのケア

- 皮膚が弱い患者さんには、皮膚被膜剤を使用した後にテープなどを貼付することで、皮膚トラブルを予防できる。
- テープをはがすときは、粘着剥離剤（リムーバー）を使うことで皮膚剥離を予防する。

Key word テープの種類／皮膚の虚弱性の違い

私たち、こうしてます！

先輩ナースからのアドバイス

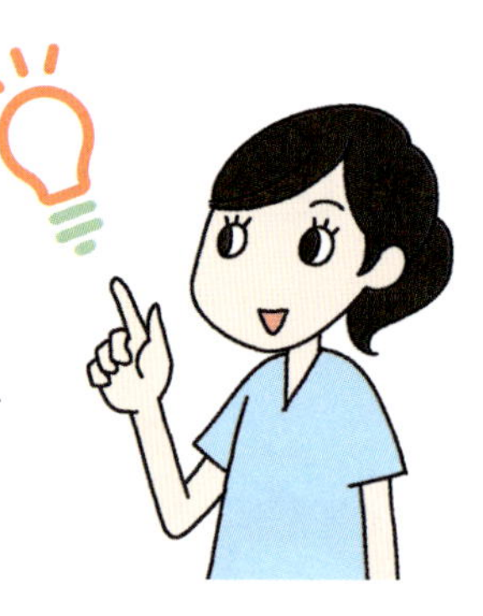

皮膚の状態に合わせてテープを選ぶ

ドレーン刺入部周囲の皮膚トラブルは、最も頻度の高い合併症です。皮膚トラブルを招くとドレーン固定不良の原因となります。皮膚トラブルは、ドレーンを固定しているテープや被覆しているドレッシング材による皮膚への機械的な刺激のほかに、ドレーン排液による化学的な刺激によって発生します。
まずは患者さんの皮膚の状態を把握することが大切です。そのうえで、適切なドレーン固定ができるようテープを選択します。テープによって特徴も異なるため、テープの特徴を知ったうえで選択ができるとよいです。例えば、**しっかり固定したい場合には粘着性の高いテープを選択します**。**皮膚が弱い患者さんに対しては、伸縮性があり、粘着性の低いテープや、皮膚を観察しやすいように透明フィルムドレッシング材を用いるとよいでしょう。** Point そのほか、**鼻周囲は皮脂の分泌量が多くテープがはがれやすいため粘着性の強いテープを使用します。** Point テープを貼付する部位の皮脂や汗、滲出液の有無などを確認しましょう。テープの特徴を知り、ドレーン固定で皮膚トラブルを招かないようにしましょう。留置されているドレーンの排液が、膿や消化液（胆汁、膵液など）といった皮膚に刺激性がある場合や、排液が多い場合は、こまめにドレッシング材を交換したり、パウチングしたりする方法もあります。また、貼付部位は同一部位とならないよう、ずらして貼付しましょう。ドレーン刺入部周囲の皮膚を意識して観察し、皮膚の発赤やびらんの早期発見やその危険性を察知して、予防に努めることが重要です。

塗布後にテープなどの貼付ができる

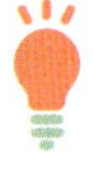

皮膚保護の目的で使用される皮膚被膜剤（スプレータイプの一例）

種類	3M™キャビロン™非アルコール性皮膜 （画像提供：スリーエム ヘルスケア ジャパン合同会社）	セキューラ®ノンアルコール被膜スプレー28mL （画像提供：スミス・アンド・ネフュー株式会社）	リモイス®コート30mL （画像提供：アルケア株式会社）	ブラバ皮膚被膜剤スプレー50mL （画像提供：コロプラスト株式会社）
特徴	● 滲出液がある皮膚の上にも被膜を形成できる ● ノンアルコール性	● 通気性のある無色透明な被膜を形成 ● 粘着性ドレッシング貼付部位や人工肛門、人工膀胱などの皮膚周囲にも使用可 ● ノンアルコール性	● 保護膜を形成し、刺激や汚れなどから皮膚を守る ● 保湿成分配合で、ダメージを受けやすい皮膚をしっとりとなめらかに保つ ● ノンアルコール性	● 速乾性があり、使用後すぐに面板を貼付できる ● つっぱり感のない被膜を形成

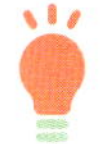

粘着剥離剤（一例）

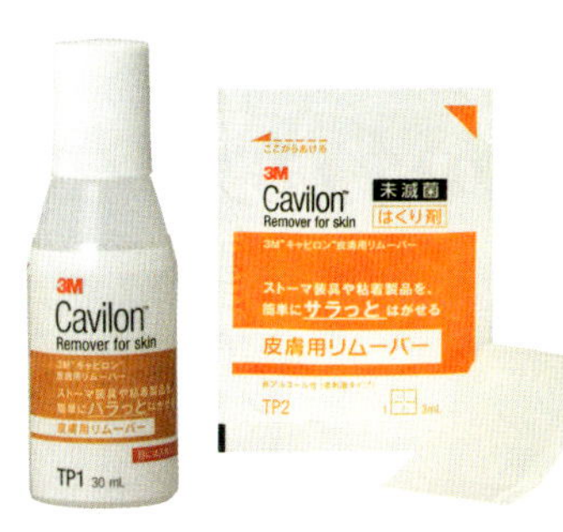

3M™キャビロン™皮膚用リムーバー
（画像提供：スリーエム ヘルスケア ジャパン合同会社）

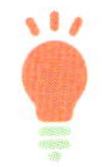

ドレーン固定で用いる主なテープの特徴（一例）

分類	サージカルテープ	粘着性弾力性包帯	
粘着剤	アクリル	アクリル	ゴム
基材	アセートクロス	綿布	強撚布
製品（一例）	キープ™シルク	エラストポア™	キノプレス®
特徴	● しなやかさと高い強度を持つアセートクロス基材のテープであり、固定性・圧迫性にすぐれている ● テープ両端の細かな波上カット加工により、手で簡単に切れる	● 牽引固定ができるほど基材強度が強く、重ね貼りができ、固定性にすぐれている ● 適度な通気性、透湿性で蒸れにくく、発汗にも対応する ● 適度な伸縮性があり、屈曲部位にもフィットする	● すぐれた通気性・透湿性 ● 屈曲部位・関節部位への密着性にすぐれ、安定性をもって固定できる ● 刺激・のり残りの少ない粘着剤を使用している
刺激	中	やや強	強
固定力	中～強	中～強	強
伸縮性	なし	縦方向に伸びるが、横方向には伸びない	縦方向・横方向に伸びる
使用例	胃管チューブ、気管内挿管チューブ、腹部に固定するドレーン	膀胱留置カテーテル、胸腔ドレーン、腎瘻・膀胱瘻	胃管チューブ、気管内挿管チューブ、圧迫止血時
留意点	● 圧迫固定時に皮膚にテンションをかけすぎると、皮膚損傷のリスクあり	● 圧迫固定などで、皮膚を過度に伸ばした状態で貼付すると、皮膚損傷のリスクあり ● 水に濡れると皮膚やチューブに粘着剤が残ることがあるため、リムーバーを使用 ● 剥離時は、皮膚を傷めないよう体毛の流れに沿ってゆっくりはがす	● 天然ゴムが含まれており、アレルギー反応を起こすことがある ● はがす際にリムーバーを使用しながらやさしくはがすことで皮膚損傷を避ける ● 圧迫固定時に皮膚にテンションをかけすぎると、皮膚損傷のリスクあり

25 CVカテーテル刺入部はどの固定テープを使えばよいかわからない

ココに困った…

看護師1年目
さくらさん

末梢静脈カテーテル挿入中の患者さんを受け持ったことはあるけれど、中心静脈（CV）カテーテルから高カロリー輸液をしている患者さんを受け持つのは初めて。固定のテープがいつもと違う気がするけれど、いつもの固定テープを使用してよいのかな？

担当する患者さんの情報

- Cさん、70歳代、男性。
- 受け持ち時は入院してから2週間。
- 腸閉塞のため、入院後より絶食、点滴管理を行っている。
- 栄養状態が不良のため、CVカテーテルを挿入し、高カロリー輸液を開始した。
- この日は、CVカテーテル挿入部の包帯交換（包交）の日。

末梢静脈カテーテルと中心静脈カテーテルのいずれも、透明フィルムドレッシング材を使用しなければならないことはわかっていました。そこで、さくらさんは、末梢静脈ルートを保護する際に用いる、いつもの透明フィルムドレッシング材で中心静脈ルートの包帯交換を行おうとしたところ、先輩に止められました。末梢静脈カテーテルを保護する透明フィルム材に比べて、中心静脈カテーテルを保護する透明フィルムドレッシング材のほうが大きいサイズになるのです。

スタンダードのケア

- **末梢静脈・中心静脈カテーテルのいずれも、透明フィルムドレッシング材を使用して刺入部をよく観察できるようにする。**

Key word　末梢静脈・中心静脈カテーテル／フィルムドレッシング材の違い

私たち、こうしてます！

先輩ナースからのアドバイス

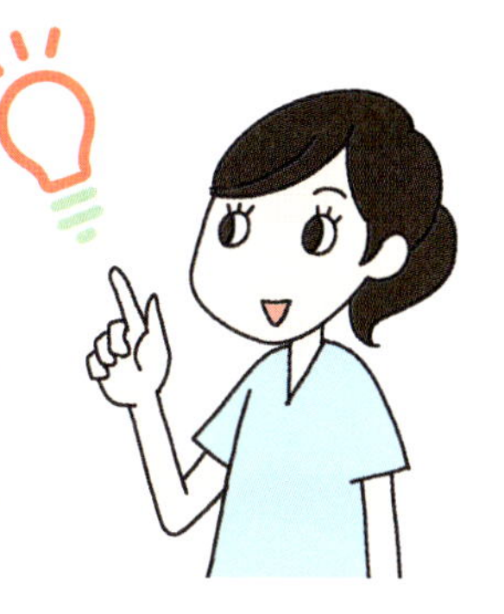

CVカテーテルは感染予防が大切

末梢静脈カテーテル留置中の主な合併症は、静脈炎と血管外漏出です。その観察を行うために、透明フィルムドレッシング材を使用します。CVカテーテルでは、カテーテル由来血流感染（CRBSI）予防のために、カテーテルの挿入時だけでなく挿入後の管理も重要になります。

CVカテーテル挿入部は、テープ固定の前に必ず消毒を行います（→P.63）。消毒は広範囲に行う必要があるので、固定テープは大きいものを選択します。Point

またCVカテーテルに使用する透明フィルムドレッシング材のなかには、殺菌効果のあるクロルヘキシジングルコン酸塩を含浸しているドレッシング材もあります。これはCRBSI予防のために、使用が推奨されています。Point

いずれも刺入部の観察を行い、感染徴候の有無を継続的に観察していくことが重要です。固定時にはドレッシング材やテープ、輸液ルートによる圧迫やずれなどが原因となり、皮膚剥離や褥瘡（医療関連機器褥瘡：medical device related pressure ulcer、MDRPU）などが発生することがあります。皮膚の障害が最小限になるよう、テープ貼付部位へ被膜材の使用やルートの固定を工夫し、皮膚の観察を行いましょう。

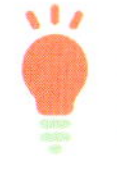

透明フィルムドレッシング材の比較

中心静脈カテーテル固定用（一例）	末梢静脈カテーテル固定用（一例）
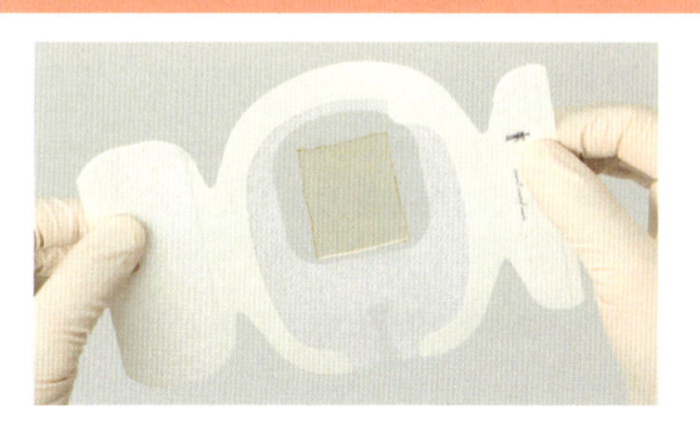 3M™ テガダーム™ CHG ドレッシング （画像提供：スリーエム ヘルスケア ジャパン合同会社）	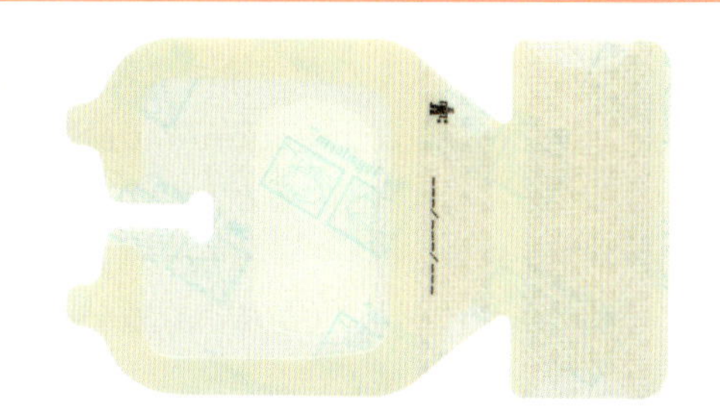 3M™ テガダーム™ I.V. コンフォート フィルム ドレッシング （画像提供：スリーエム ヘルスケア ジャパン合同会社）
● クロルヘキシジングルコン酸塩含有により強力な抗菌効果があり、挿入部位の感染予防に特化している	● 完全な防水性で、末梢静脈カテーテル固定に適している

文献

1）袴田健一：ドレーン管理．決定版！図解でもれなくみえる・わかる　まるごと消化器ドレーン・チューブ管理．メディカ出版，大阪，2021：193，213，227．

2）福澤知子：ドレーン管理の基本 固定・排液管理・患者管理・感染対策．竹末芳生，藤野智子編，術後ケアとドレーン管理のすべて，照林社，東京，2016：236．

26 電極がはがれないように テープで補強したい

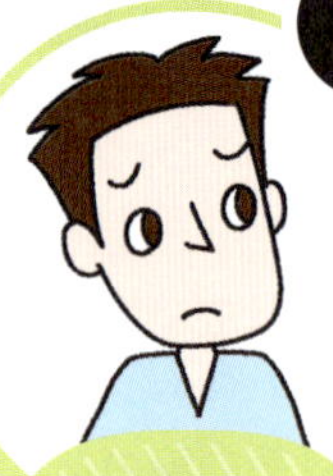

ココに困った…

若手看護師 ひじりさん

日勤時、Aさんの心電図波形をチェックすると電極外れを起こしていた。状態確認のために訪室すると、ディスポーザブル電極がはがれて服に貼りついていた。貼り替える際にAさんから「何回も貼り替えに来たよ。なんとかならないの？」と訴えがあった。

担当する患者さんの情報

- Aさん、70歳代、男性。
- 心不全加療のため入院。
- 安静度は病棟内フリー。
- ADLは自立。認知症なし。
- 24時間心電図モニター、SpO_2モニターを装着する指示あり。
- 肥満気味で、汗をかきやすい。

普段から1日1回、電極を貼り替え、必要があれば新しいものに交換することを心がけていましたが、頻回な交換がAさんの負担になっていると判断して、電極がはがれないようにとテープで補強しました。
しかし、しばらくすると、再度心電図波形がきれいに出なくなりました。Aさんの状態を確認に行くと、補強テープははがれていませんでしたが、電極は皮膚から浮いていました。汗で電極の粘着ゲルが溶けて、心電図にアーチファクトが混入してしまったようでした。
テープをはがすと、接触面が赤くかぶれてしまっており、汗による皮膚の浸軟とテープによる皮膚刺激が加わり、かぶれを起こしていました。

スタンダードのケア

- **意図せず電極がはがれたら、テープで補強せず、貼付部位の皮膚の保清を行い、何度でも貼り替える。**

Key word 心電図モニター／ディスポーザブル電極／アーチファクト

私たち、こうしてます！

先輩ナースからのアドバイス

電極を適切に貼ることでリスクを防ぐ

事故防止のため、電極ははがれていなくても毎日の貼り替えを徹底します。
ディスポーザブル電極には粘着面がゲル状になっているものがあり、体内の電気信号をキャッチできるようになっています。親水性があるため、汗で膨張し、接触抵抗に変化が生じます。また、乾燥によって粘着性が低下します。
アーチファクトとは、“ノイズ”ともいい、心電図以外の影響によって心電図が正しく記録できていない状況となります。電極の外れや他の電気機器からの混入、歯みがきなどの影響により生じます。このアーチファクトによって、心電図波形を見誤る可能性があるので、発生を最小限に抑えなくてはいけません。

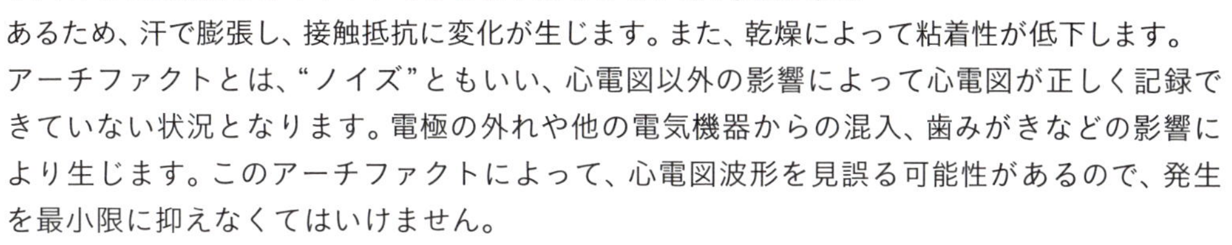

歯みがきによって生じるアーチファクト（ノイズ）

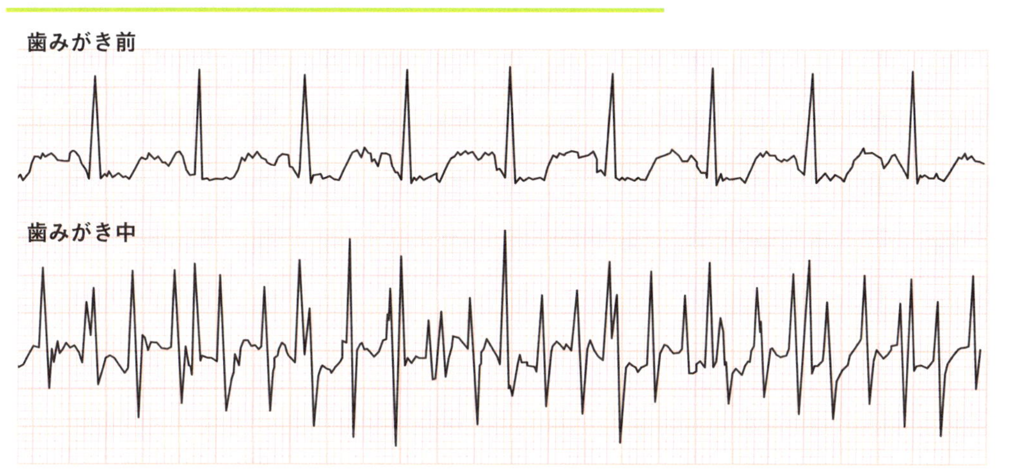

心臓病検診推進センター：心室性不整脈 アーチファクト．ハート先生の心電図教室．
https://www.cardiac.jp/view.php?lang=ja&target=artifact.xml（2024.6.10.アクセス）より転載

電極がはがれかかっている状態の波形

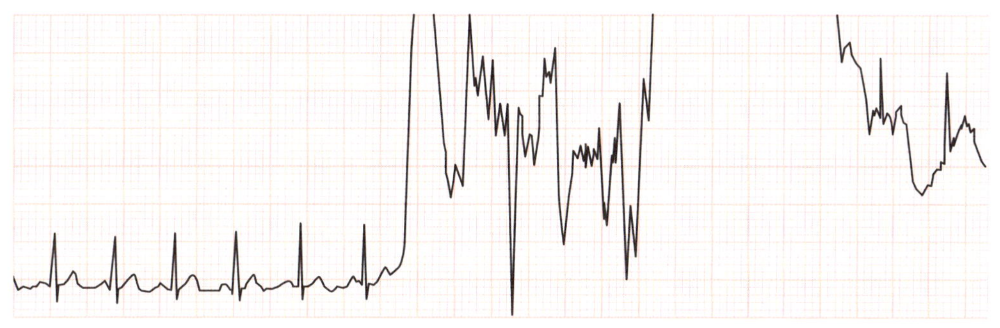

日本光電株式会社：雑音混入のメカニズムと対策(5)電極の浮き、外れ．正しくお使いいただくためにきれいな心電図を記録するポイント　～ホルター心電図編～．
https://medical.nihonkohden.co.jp/iryo/point/holter/mechanism.html#anc005（2024.6.10.アクセス）より転載

そのため、電極がはがれかかっていなくても、はがれることで起こる事故防止のため、毎日の貼り替えを徹底しています。
Aさんの場合、胸下のような皮膚が重なって汗をかきやすくなるような箇所を避けたり、少しはがれかけている程度でもタオル清拭して貼り替えたり、定期的な交換をしてみるのもよいでしょう。また、汗をかきにくいように、室温や掛け物を調節してクーリングなどを試みます。ほかにも、以下のようなポイントで適切なモニタリングができるように管理しています。

適切なモニタリングを行うためのポイント

1. 電極を貼る際は、皮膚に圧着するように周囲を軽く押さえる
2. 乾燥防止のため、電極を保管時は密封状態にする
3. アレルギーがない場合はアルコール綿で清拭する
4. 凹凸がある箇所を避けて貼付する
5. 貼付部位を除毛する

貼り替えや電極の選択で皮膚トラブルを防ぐ

1日1回の貼り替えは、患者さんの肌を守るためでもあります。同じ箇所に長時間貼付することで、皮膚トラブルを起こす可能性が高まるからです。
当院では汎用性の高いタイプと、肌にやさしいタイプの成人用・小児用の3種類のディスポーザブル電極を採用しています。基本的に汎用性の高いタイプの電極を使用し、かぶれた場合に肌にやさしいタイプを選択しています。Point 肌にやさしいタイプは、全面に粘着性のある導伝性ゲルを使用しているため、こちらのほうがはがれにくいケースもあります。いずれにせよ、患者さんの肌に合わせて、個別性を考慮して選択します。
電極がはがれたら、肌をきれいにして何度でも貼り替えましょう。電極のタイプを変えるのも効果的です。電極を他のテープで補強することは意味がありません。

ディスポーザブル電極の種類（一例）

肌にやさしいタイプ

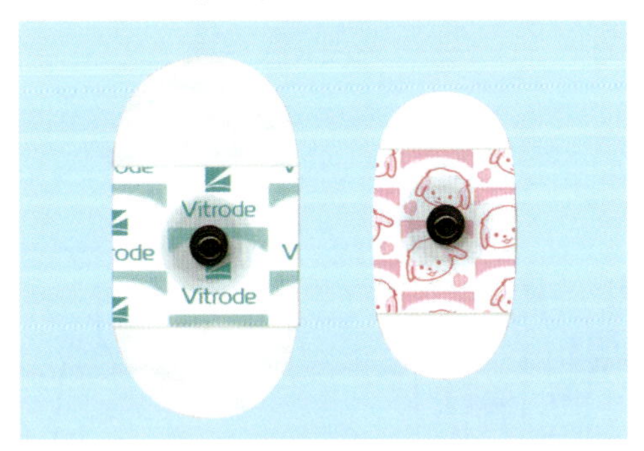

（画像提供：日本光電工業株式会社）

汎用性の高いタイプ

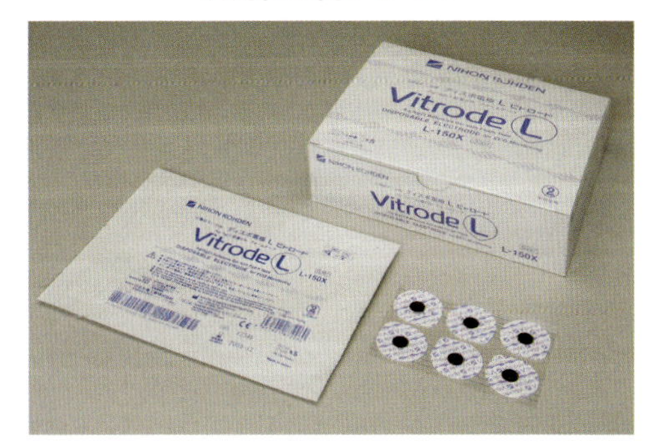

（画像提供：日本光電工業株式会社）

文献

1）心臓病検診推進センター：ハート先生のオンライン心電図教室 アーチファクト.https://www.cardiac.jp/view.php?lang=ja&target=artifact.xml（2024.6.10.アクセス）
2）日本光電：正しくお使いいただくために きれいな心電図を記録するポイント ～ホルター心電図編～ 雑音混入のメカニズムと対策.https://medical.nihonkohden.co.jp/iryo/point/holter/mechanism.html（2024.6.10.アクセス）

27 SpO_2モニターの装着部位を変えるめやすがわからない

ココに困った…

Aさんの普段のSpO_2を把握したいけれど、すぐに外してしまうみたい…。日々の活動には手指に装着しているプローブは確かにじゃまかな？ それに、むくみがあって、皮膚トラブルも起こしやすそう…。

看護師1年目 さくらさん

担当する患者さんの情報

- Aさん、70歳代、男性。（26と同一人物）。
- 活動と安静による酸素需要を把握するため、SpO_2モニターをしている。
- 手指にもむくみがあって、リユーザブルタイプは圧痕が残ることがある。
- 活動のじゃまになって、すぐに外してしまう。

足趾に装着することも考慮しましたが、歩行するため転倒リスクも高まり、さらにじゃまになりそうです。
むくみによる圧痕予防と、確実なモニタリング実施のため、取れにくいディスポーザブルタイプを手指に付けることにしました。
3日後、再度Aさんを受け持ったときも、同じ指にプローブを装着していました。プローブはふやけて、少しにおいもあります。Aさんからは「少し痛むね」といった発言もあり、はがした箇所はうっすら赤みがかっています。むくみがあることで末梢感覚が鈍くなり、本人が痛みを訴えられず、発見が遅れてしまったようでした。

スタンダードのケア

- **リユーザブルタイプは4時間以内、ディスポーザブルタイプは8時間以内の装着部位の交換と皮膚観察を行う必要がある。**
- **活動の妨げになるようであれば、手指のほか、足趾に装着してもよい。**

Key word SpO_2プローブ／リユーザブルタイプ／ディスポーザブルタイプ／低温熱傷

私たち、こうしてます！

先輩ナースからのアドバイス

プローブの装着位置は定期的に変更する

SpO_2モニターのプローブを長時間同じ部位に装着することで、皮膚トラブルを起こします。定期的な交換と皮膚観察をしましょう。
患者さんが自分で装着部位を変えることができる場合は、**リユーザブルタイプを使用し、適宜外して定期的に装着部位を変えてもらいます。** Point
患者自身で管理できない場合、基本的にリユーザブルタイプは4時間以内、ディスポーザブルタイプは8時間以内に、装着部位の観察と変更をすることが推奨されます[1)]。それ以上は低温熱傷（やけど）のリスクがあります。

SpO_2モニターに用いるプローブの種類（一例）

ディスポーザブルタイプ

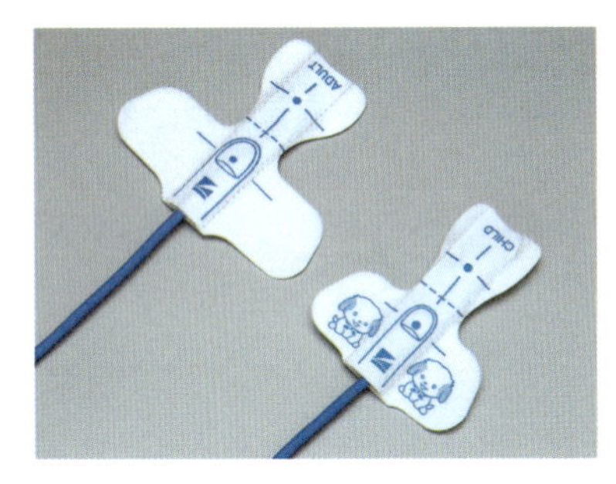

（画像提供：日本光電工業株式会社）

リユーザブルタイプ

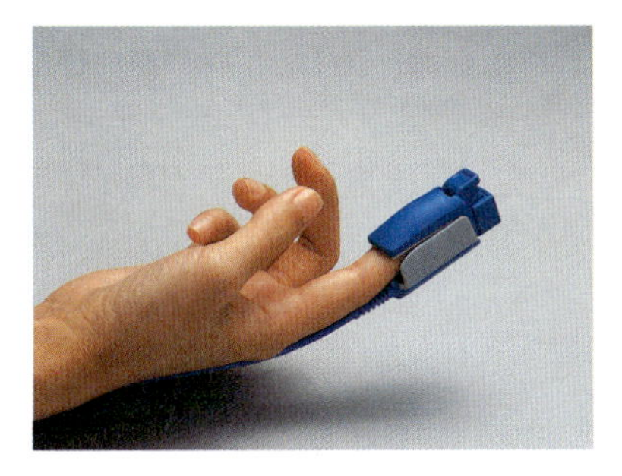
（画像提供：日本光電工業株式会社）

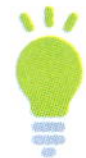

ディスポーザブルタイプの装着で低温熱傷を起こした母趾

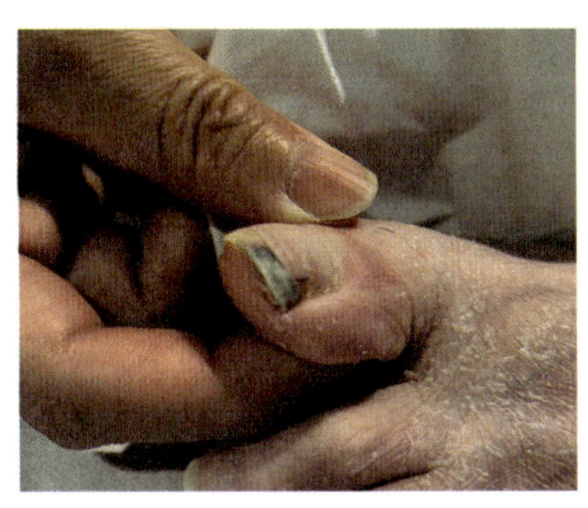

- 意識障害があり、寝たきりの患者で、数時間同じ足趾にディスポーザブルタイプを装着されて発症した。この後から、この患者にはリユーザブルタイプに限って使用している。

また、むくみなどによって医療関連機器褥瘡（MDRPU）を起こす可能性があるため、装着部位は状態に合わせて1〜2時間おきに変更しましょう。Point 特に、高熱や意識障害、末梢循環不全、高齢者、新生児は皮膚トラブルが起こりやすいうえ、痛みを感じにくく、訴えにくいため注意が必要です。また、傷や炎症がある箇所は、測定場所としては不向きです。

皮膚の観察も忘れずに実施する

ディスポーザブルタイプのプローブははがれにくく簡便ですが、使用する際はテープをはがして頻回な皮膚観察を行い、1日1回は交換する必要があります。コストもかかるため、患者適応を考える必要があります。

Aさんは ADLが自立しているので、手指活動の妨げとならないように耳朶（耳たぶ）も測定部位として選択肢に挙がります。ただし、同様に痛みを感じにくいため、長時間同じ部位で装着されがちです。定期的に左右交換し、皮膚観察をすることが大切です。

除圧と皮膚観察、清潔保持のために、体位変換時や食事前後、検温時などタイミングを決めて、SpO_2モニターのプローブ装着部位を左右交換する習慣をつけましょう。Point

耳クリップ型SpO_2プローブ（一例）

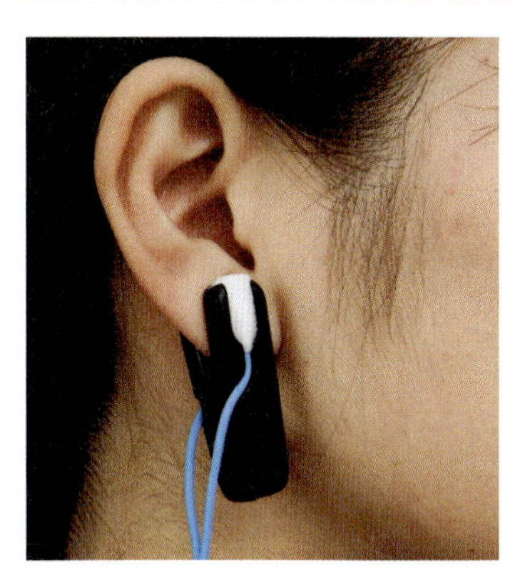

（画像提供：日本光電工業株式会社）

常時 SpO_2 モニターの装着が必要かどうか考える

Aさんのケースのように、治療効果を評価するために常時SpO_2モニターを装着するケースとは別に、自分が受け持つADLが自立している患者さんに“本当に常時モニター装着が必要なのか”と、疑ってみることも時には必要です。必要に応じてその都度計測できる状態に変化していないか、あらためて見直す視点ももてるとよいですね。

文献

1）日本光電工業株式会社：SpO_2プローブ装着のポイント 正しくお使いいただくために．https://medical.nihonkohden.co.jp/iryo/point/spo2point/index.html（2024.6.10. アクセス）

28 モニタリング機器のアラーム音量を下げたい

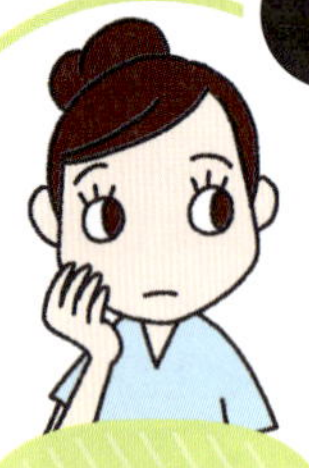

ココに困った…

看護師1年目
さくらさん

夜勤で受け持ちのAさんは、急に心電図モニターのQRSが小さくなったり、電極が外れたり、SpO_2値が低くなったりして、テクニカルアラームが頻回に鳴ってしまう。深夜、病棟中にアラーム音が響き渡ってしまい、他の患者さんの睡眠の妨げになっていないかな･･･。

担当する患者さんの情報

- Aさん、70歳代、男性（26 27と同一人物）。
- 寝汗が多い。
- 睡眠時無呼吸症候群の疑いがある。
- 仰臥位や側臥位などの体位変換で、モニター波形も変化している。

アラームの音量を調節できないので、アラームが鳴るたびにアラームを消すことにしましたが、しばらくすると、またアラームが鳴り出すためラウンドもままなりません。「鳴ったら消す」といった繰り返しの作業になってしまい、結果、Aさん自体の状態を確認していないと我に返りました。
また、他の患者さんのアラームも“緊急性が低い”と無意識に思い込み、Aさんのアラームと一緒になって消してしまっていたことに気づきました。

スタンダードのケア

- **モニタリング機器のアラーム音量を下げたり、消したりすることはできない。**

Key word 心電図モニター／アラーム音量／アラーム低減

私たち、こうしてます！

先輩ナースからのアドバイス

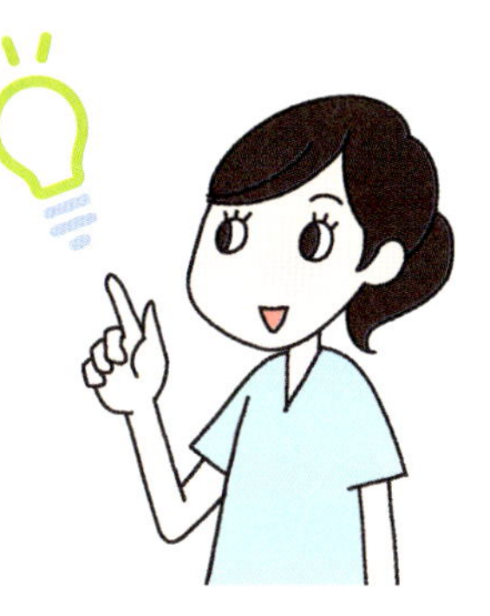

臨床現場には、「アラーム疲労」といわれる状況があります。過度なアラームが鳴る環境で、アラームがBGM化してしまい、アラームの応答率の低下やアラームへの応答時間の延長をもたらし、医療事故につながる要因となります。

電極の位置やアラーム設定を見直してみる

このような状況を避けるために、アラーム音量は調節せずに、大事なアラームのみが鳴るような病棟環境を整えることが重要となります。
具体的には、Aさんのように肥満があったり、心臓肥大の患者さんは心電図波形が小さく出たり、誘導によってはQRSが感知されなかったりすることがあります。このような場合、電極を貼る位置を変えたり、誘導を変える Point など、工夫が必要です。
また、徐脈の患者さんのアラーム設定が不適切だと、心拍数の下限アラームが鳴り続けてしまいます。アラーム設定が適切なのかどうかも確認が必要です。
汗で難渋するAさんの場合は、掛け物の調整や、貼付部位の清拭、汗をかきやすい部位（胸の下など）を避けた電極の貼付などを行います→P.74。
SpO_2モニターのアラームで多い原因は装着外れなので、確実にモニタリングできるようにプローブの種類や装着部位を選択して、患者さんの協力を得ましょう→P.76。SpO_2低下アラームは見過ごしてはいけないアラームです。感度は適切なのか確認し、すみやかに患者状態に応じた対処をします。

モニタリングの必要性を再検討することも1つ

せん妄や認知機能の低下で、電極をはがしてしまう患者さんも多くいます。まずは、本当に心電図モニター管理が必要なのか医師に相談しましょう。必要に応じて心電図モニターが気にならないような位置に固定するなどの工夫をしたり、電極の種類変更やリードが直接皮膚に触れない工夫を行います。当院では、病院内で統一した生体モニター管理基準があります。モニタリングを終了する場合として、退院が決まった患者さんや、常時生体モニタリングが不要と判断された患者さんなどが定められています。また、循環器病棟では他の病棟と比較し多くの心電図モニターを管理する必要があります。安全に多数のモニタリングをするために、病棟独自でも院内基準をもとにしたマニュアルを作成して、スタッフの共通認識としています。

Point

どんな状況でも、アラーム音は「切」にしないのが原則です。「切」や「低」にした際に、元の音量に戻し忘れてしまう可能性があるからです。
また、アラームが鳴り続けてうるさいからと、音量を下げることにより、アラーム音が聞こえない、聞き取りにくいといった状況が、アラーム察知の遅れにつながります。
アラームは患者さんの異常をスタッフへ知らせるものなので、聞こえなければ意味がありません。アラームの音に対処するのではなく、アラームが鳴らないように安全を最優先に対処することが大切です。

文献

1）日本看護協会事業開発部：一般病棟における心電図モニタの安全使用確認ガイド．
https://www.nurse.or.jp/nursing/home/publication/pdf/fukyukeihatsu/shindenzu_guide.pdf（2024.6.10.アクセス）

29 決められた時間に気管吸引しようとしたら拒否された

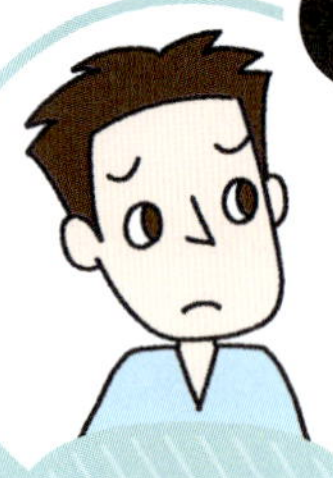

ココに困った…

若手看護師
ひじりさん

病棟のタイムスケジュールで決められた時間に吸引しようとしたけれど、Aさんに「痰がからんでいないから」と拒否されてしまい、予定していた気管吸引が実施できなかった。

担当する患者さんの情報

- Aさん、70歳代、男性。
- 肺がんの術後1週間経過。経口摂取の開始後に、誤嚥性肺炎を発症したため、絶飲食となり補液と抗菌薬の投与が開始された。
- 湿性咳嗽が続いている。創部痛も加わり、喀出が困難であった。
- 口渇感のため、含嗽を実施している。
- 口腔ケアは自主的には実施できないため、看護師が介助している。

肺炎予防のため気管吸引を実施させてほしいと再度Aさんに説明し、吸引を実施しようとしましたが、「痰は絡んでいない」と拒否が強く、実施させてもらえませんでした。
以前実施した吸引がつらかったようで、Aさんは吸引自体に恐怖心を抱いていました。

スタンダードのケア

- **湿性咳嗽が聞こえていない場合も、痰が多い患者さんの場合は呼吸音を確認して気管吸引を実施する。**

Key word 吸引チューブ／水分摂取／ネブライザー

私たち、こうしてます！

先輩ナースからのアドバイス

水分摂取や加湿を促すケアを取り入れる

定期的な気管吸引が必要な場合もありますが、まずは胸部の聴診や胸郭に手で触れることでフィジカルアセスメントを行い、実際に痰が絡んでいる状態なのか確認しましょう。

吸引は、自己喀痰が困難な患者さんにとって、肺炎予防のために重要なケアですが、口や鼻から細いチューブとはいえ異物が入るため、苦痛が強い処置といえます。もし、潜在的に痰が絡んでいる状態だと判断した場合は、水分不足が予測されます。

痰は、90%が水分でできているといわれています。痰が硬くなるということは、体内の水分が足りていない状況のため、**水分制限の有無を確認しながら、定期的に水分摂取を促す必要があります。** Point 水分制限がある場合でも、含嗽や口腔ケアを行うことで加湿や排痰を促すことができます。口腔ケアは、肺炎予防のためにも実施を促していきましょう。

痰の硬さだけではなく、発熱状況や口唇や皮膚の乾燥状況なども合わせて観察し、水分が不足していないかアセスメントしてみましょう。

気管吸引の前に、ネブライザーを実施するのも効果的です。薬剤を使用したネブライザーは医師の指示や処方が必要になりますが、加湿のみであれば蒸留水や生理食塩水でも可能です。

ネブライザーや水分摂取により、痰が喀出しやすい状態になったら、患者さんに咳込んでもらい、口腔内に上がってきた痰を吸引しましょう。**痰の粘稠度が高い場合、細いチューブでは吸いきれない場合があるので、12Frのチューブを口腔内から挿入し、口蓋垂の辺りで吸引していきます。どうしても鼻腔から吸引が必要であれば、10Frの細いチューブを使用し、可能な限り苦痛の軽減を図ります。** Point

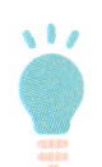

ネブライザーによく使用される薬剤

ブロムヘキシン塩酸塩	気道の分泌液を増加させ、痰をやわらかくし排痰を促す
生理食塩水、蒸留水	医師の指示以外で加湿のみ行いたい場合に使用する
サルブタモール硫酸塩（ベネトリン吸入液）	気管支拡張薬。気管支を広げ、気道の通気をよくして呼吸を楽にする

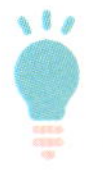

気管吸引以外で検討したい排痰ケアの工夫

日常的に患者さんのin-outや水分摂取状況を観察し、水分が不足していないかをアセスメントしていきましょう

飲水できる患者
↓
水分摂取を促す

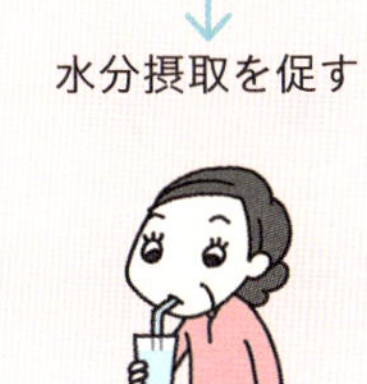

飲水できない患者
↓
点滴や経管量の調整

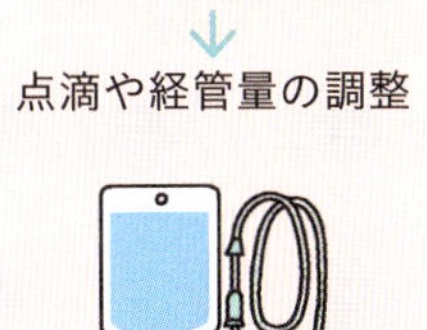

水分制限中の患者
↓
含嗽・口腔ケア

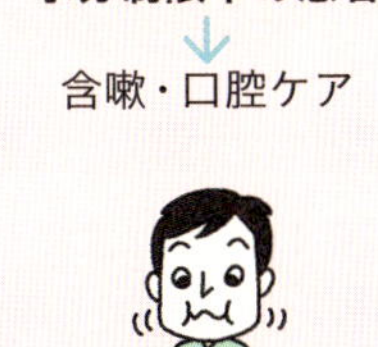

痰が硬い状態
↓
発熱・水分摂取量の観察

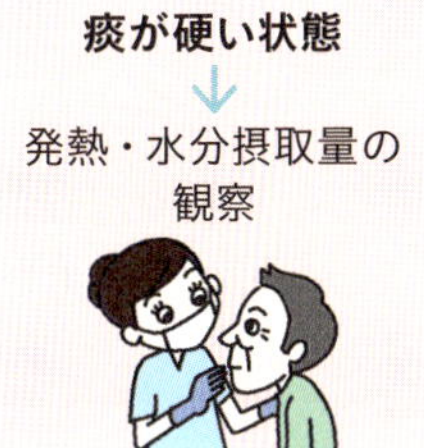

4 排痰ケア

30 酸素投与時の加湿のめやす、デバイスの変更基準がわからない

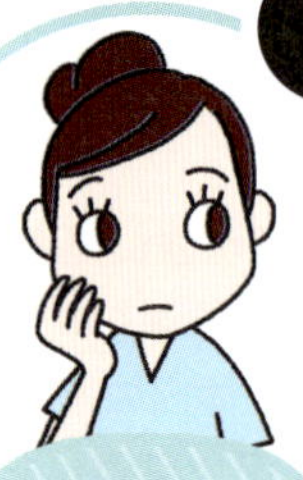

ココに困った…

看護師1年目
さくらさん

昨日まではなかった加湿用の水が酸素チューブに接続されている…。昨日は経鼻カニューレだったのに、酸素マスクに変更されて、Bさんの状態が昨日より悪くなったことは理解できた。
けれども、経鼻カニューレから酸素マスクに変える判断基準や、使用上の注意点に自信がない。

担当する患者さんの情報

- Bさん、70歳代、女性。
- 誤嚥性肺炎の診断にて入院し、入院3日目。
- 慢性閉塞性肺疾患(chronic obstructive pulmonary disease：COPD)の既往がある。
- 数週間前より食事の際にむせることが多くなった。
- ADLはもともと自立していたが、1週間前より寝ていることが多くなった。認知症はない。
- 39℃台の発熱と呼吸困難、全身倦怠感を主訴に受診した。
- 現在は絶飲食で、持続点滴と1日3回抗菌薬を投与している。

昨日初めてBさんの受け持ちとなりましたが、酸素投与をしている患者さんは初めてで、先輩に教わりながらケアを行いました。なぜ昨日と今日で酸素投与方法が違うのか考えてみると、Bさんは夜間帯に誤嚥し、状態が悪化したことで、酸素投与量が増えたためだと考えました。

スタンダードのケア

- 鼻腔や口腔内の乾燥感や不快感には個人差があることを理解し、十分にアセスメントしたうえで、患者の状態に合わせて加湿を行う。

Key word 酸素投与／加湿／酸素投与デバイスの交換

昨日のBさん

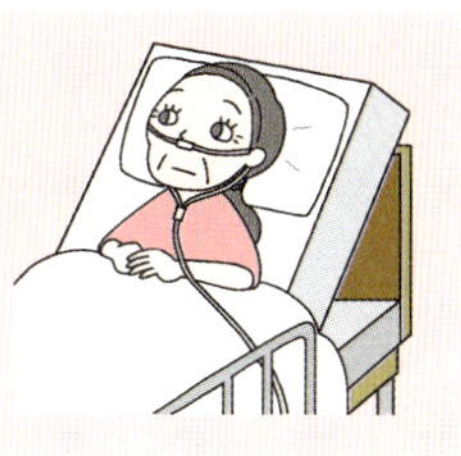

- **酸素投与**：3L／分、経鼻カニューレ
- **体温**：36℃台前半
- **咳嗽**：あり、喀痰は自己喀出できていた
- 嚥下評価にて飲水許可が出た

本日のBさん

- **酸素投与**：5L／分、酸素マスク
- **体温**：深夜帯から37.9℃の発熱
- **咳嗽**：あり、喀痰は自己喀出できているが喀痰量が増えている
- 夜間飲水時に何度かむせたと情報あり、意識レベルの低下はない

私たち、こうしてます！

先輩ナースからのアドバイス

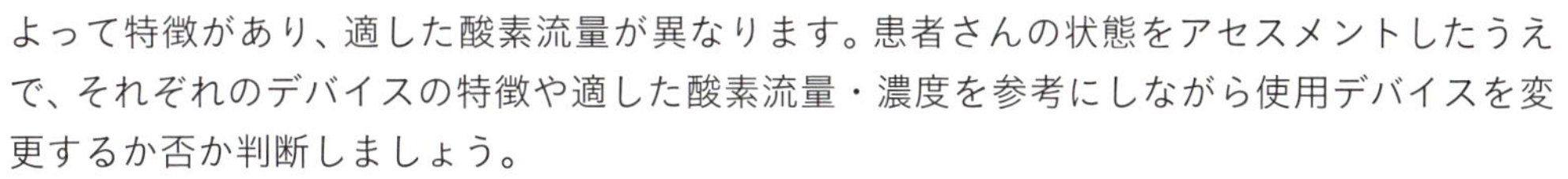

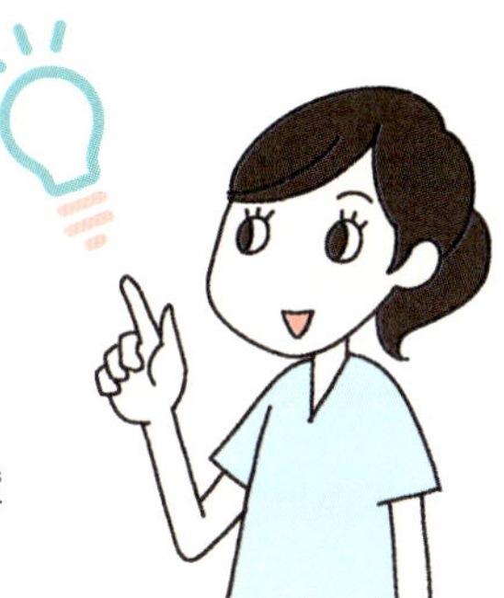

患者状態に適した酸素投与デバイスに変更するを考えるとき

経鼻カニューレから酸素マスクに変える基準は、投与したい酸素量や濃度、患者さんの呼吸状態（口呼吸なのか、鼻呼吸なのか）などによって判断します。また、それぞれの酸素投与デバイスによって特徴があり、適した酸素流量が異なります。患者さんの状態をアセスメントしたうえで、それぞれのデバイスの特徴や適した酸素流量・濃度を参考にしながら使用デバイスを変更するか否か判断しましょう。

マスクタイプのデバイスでは、呼気ガスに含まれる二酸化炭素（CO_2）を再吸入することで、CO_2ナルコーシス（CO_2が体内に異常に蓄積することによって、意識障害などの中枢神経障害をきたす病態）のリスクが高まります。そのため、基本的には4L/分以下の場合には、経鼻カニューレが選択されます。しかし、呼吸困難が強かったり、口呼吸のため経鼻カニューレだとうまく酸素が吸えない状況に遭遇することがあります。患者さんの状態によっては、酸素マスクへの変更を検討される場合もありますが、その場合にはリスクは考慮したうえで、十分なアセスメントをすることが大切です。

実際の現場でも、4L/分以下で口呼吸をしている患者さんと遭遇する場面は多くあります。そんなときには安易にマスクタイプに変更するのではなく、まずは経鼻カニューレを口元に当てるとよい場合もあります。Point

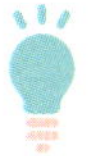

酸素投与時の加湿の基準

米国呼吸療法学会（AARC）	● 経鼻カニューレで4～5L/分以下の酸素流量では、加湿は必ずしも必要ない
日本呼吸器学会・日本呼吸管理学会	● 下記の場合、あえて加湿する必要はない ● 経鼻カニューレ：4L/分まで ● ベンチュリーマスク：酸素流量に関係なく、酸素濃度40％まで

Bさんのように状態が変化して急激に酸素投与量が増えた場合など、加湿を忘れてしまう可能性があるので、酸素投与時に常時加湿している施設もあります。
患者さんの状態によっては、脱水などさまざまな理由で、もともと粘膜が乾燥していることがあるので、その場合には加湿を検討します。室内空気が乾燥している場合には、より乾燥しやすくなるため、同様に加湿を検討します。 Point
ちなみに、経鼻カニューレや酸素マスクの交換のタイミングを右記に示します。

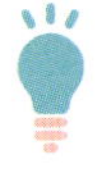

酸素投与デバイスの特徴

分類	デバイス	特徴	酸素流量（L/分）	吸入酸素濃度のめやす(%)
低流量システム	経鼻カニューレ	● 安価で簡便な器具 ● 酸素を吸入しながら会話や食事ができる ● **口呼吸や鼻閉塞の場合は、効果が得られない** ● 鼻腔が乾燥しやすい	1	24
			2	28
			3	32
			4	36
			5	40
			6	44
	酸素マスク	● 吸入酸素濃度が調節できない ● 呼気が逃げにくいよう、マスクの穴は小さくなっている ● 口呼吸での酸素投与ができる ● 会話や食事の妨げとなる ● **マスク内にたまった呼気ガスを再吸入しないように、酸素流量は通常5L/分以上とする**	5〜6	40
			6〜7	50
			7〜8	60
	リザーバー付き酸素マスク	● 高濃度酸素吸入に用いられる ● リザーバーに酸素をためる ● 酸素チューブからの酸素と、リザーバーにたまった酸素を吸入するため、高濃度の酸素吸入できる ● マスクの弁は吸気時には閉じ、呼気時に開く ● 会話や食事の妨げとなる	6	60
			7	70
			8	80
			9	90
			10	90〜
高流量システム	ベンチュリーマスク	● 吸入酸素濃度の調節が必要な場合に適している ● 流量が多いため騒音が大きい ● 会話や食事の妨げとなる ● 患者の1回換気量に左右されず、酸素濃度が安定した酸素の吸入ができる	2〜12	24〜50
	ネーザルハイフロー	● 吸入酸素濃度の調節が必要な場合に適している ● 酸素を吸入しながら、会話や食事ができる ● **人工呼吸器で使用するものと同じ加湿器が必要で、十分な加湿が得られるため高流量でも鼻が痛くなることが少ない** ● 熱線入り回路を使用し加温するため、その影響で酸素が熱く感じる場合がある ● 呼気時にも気道を陽圧に保つことができる	1〜60	21〜100

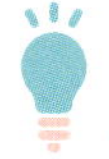

酸素投与デバイスを交換するタイミング

- 接続の着脱を繰り返し、コネクターがゆるくなった場合
- 目薬などの薬剤や染毛剤、化粧品その他の色落ちするものとの接触により、変色してしまった場合
- 長期間の使用やアルコール清拭、軟膏などの油性薬剤などの使用により、変質もしくは硬くなった場合

使用デバイスの汚れの有無、正常に使用できるかを確認することが大切

株式会社アトムメディカル ヒューケア：オープンフェースマスクと酸素療法の情報サイト.
https://www.atomed.co.jp/openfacemask/faq/（2024.6.10.アクセス）より引用

酸素マスク装着中でも経口摂取をあきらめない

臨床では、酸素投与量が4L/分以下にもかかわらず、常時、酸素マスクを装着している患者さんと遭遇します。そして、このような患者さんでも、食事の指示がある場合、看護師はマスク装着を理由に食事をあきらめることはありません。
事前に食事情報がある場合、酸素マスクの妥当性の評価や、経鼻カニューレ変更によるリスクを考えます。食事中は鼻呼吸が多いため、鼻閉の状況や、SpO_2の観察を常時行い、安全に少量からでも経口摂取を試みます。

COPD患者の食事摂取方法を工夫する

BさんのようなCOPDの患者さんは、呼吸筋力の低下や活動量の低下などにより、やせ型の患者さんが多い特徴があります。一度の食事で多くを摂取しようとせず、分割して食事摂取する、質量が同じ食べ物であればカロリーの高いほうを選択する、ひと口の量を少なくするなどの工夫と、筋力を維持する運動の併用が大切です。Point
また誤嚥防止のために、水分にとろみをつけることも推奨されますが、味が変わり苦手な患者さんもいます。まずは誤嚥しやすい食事姿勢となっていないか、静かで食事に集中できる環境であるか、などを今一度確認しましょう。

慢性呼吸不全では排便ケアに目を向ける

慢性呼吸不全の患者さんは、歩行や食事などの日常生活においても、疲労感や呼吸困難感を自覚します。無自覚である場合も、活動量は低下する傾向にあります。呼吸筋力の低下や呼吸回数の増加などにより、呼吸筋の消費量は増大することもわかっています（＝呼吸筋疲労）。食事摂取量が維持できず、活動量も低下し、排便時の努責は困難になります。
看護師は患者さんの排便状況をよく観察し、温罨法やマッサージの実施、早期から排便を促す投薬について医師と相談するなど、必要に応じたケアを行います。患者さんとともに排便を促す計画を立案し、実施することにより、患者さんのセルフケア能力を高める支援につながります。

31 血圧低下しているのに下肢挙上しない理由がわからない

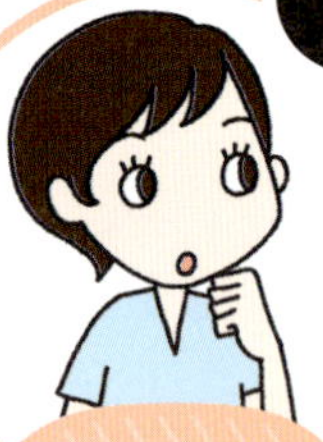

ココに困った…

若手看護師 アンナさん

血圧が下がったので、下肢挙上して先輩看護師へ報告した。けれど、先輩看護師から下肢挙上しても意味がないから、やらなくてよいと言われてしまった。下肢挙上した後、Aさんの血圧は90mmHg台まで上昇したのに、なぜやらないの？

担当する患者さんの情報

- Aさん、70歳代、男性。
- 大腸がんで低位前方切除術を施行。
- 手術後から維持液が80mL/時で点滴投与されている。
- ドレーン排液は淡血性、10mL/時程度。
- 術後血圧は120mmHg台で経過。
- 22時ごろより体温38.5℃まで上昇、血圧が70mmHg台まで低下した。

Aさんのケースでは、手術という侵襲を受けて、末梢血管が拡張し、循環血液量の分布異常が起こります。また、サードスペースへ水分移動により循環血液量が減少し、血圧低下が起こりやすくなります。血圧低下時の下肢挙上により、一時的に血圧が上昇する場合もありますが、すべての場合に当てはまるわけではありません。下肢挙上による血圧が上昇した理由は、下肢末端の血液が重力により中枢の静脈還流量を増加させたと考えられました。

スタンダードのケア

- 血圧低下時は、まず医師へ報告し指示を仰ぐ。
- 下肢挙上をした場合、それによって血圧が上昇したのかも含めて報告する。
- その後、血圧が低下した原因をアセスメントしていく。

Key word 血圧低下／下肢挙上／心負荷／循環血液量

私たち、こうしてます！

先輩ナースからのアドバイス

下肢挙上が心臓に負担をかけてしまうこともある

下肢挙上は、重力によって下肢にうっ滞している静脈血が心臓に還流し、右心房圧を上昇させます。それにより心拍出量が増大し、動脈血圧を上昇させると考えられています。
しかし、下肢に流れている静脈血には限りがありますので、下肢挙上を継続しても一時的にしか血圧は上昇しません。下肢を挙上することで、心臓は重力に逆らって血液を送らなくてはならないため、後負荷が増加し、心負荷が増大するため、血圧の低下を招くこととなります。そのため、心機能が低下している状況（心不全や低心機能の患者など）では、下肢挙上をすることにより、さらに心臓に負担をかけてしまうこととなるため注意が必要です。

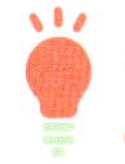

下肢挙上による循環血液量の変化と心負荷

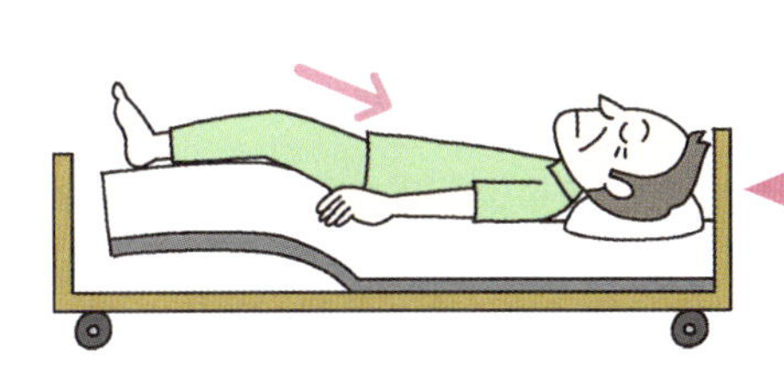

＊Forrester分類：急性心筋梗塞における急性心不全の予後を予測するスケール[1]

Forrester分類Ⅱ＊

Forrester分類Ⅳ＊

下肢挙上により、左室に血液がもっと充満することに

・反対に、身体を起こしてあげるほうが、心臓に返ってくる血液が少なくなるため、心臓の負担も減り、呼吸が楽になる

血圧低下時に下肢挙上すると、血圧が一時的に上昇することがありますが、すべての血圧低下にあてはまるわけではありません。循環血液量がみかけではなく増えれば、血圧が上昇するということとなります。
下肢挙上で血圧上昇する場合は、輸液を投与することで血圧が上昇することがわかります。その場合は、医師へ輸液量を増やすことを提案してみてもよいでしょう。 Point
術後は、末梢血管の拡張や間質への水の移動など、静脈還流量が減少することが多くあります。血圧は適切な水分管理をするうえでの指標ともなります。
逆に下肢挙上で血圧が変化しない場合は、循環血液量以外の問題が起きているという指標になります。 Point

体位の変化によっても血圧は変動する

安静臥床時でも、褥瘡予防や排痰ケアの目的で体位変換を行っていると思います。この体位変換でも血圧の変動は起こることがあります。右側臥位では、体腔内の臓器の重力により、下大静脈を圧排することで、静脈還流が減少し血圧低下を起こすことがあります。逆に左側臥位では静脈還流は保たれますが、肺の重みで左心系が圧迫され低心機能の場合は血圧が低下することがあります。
このように下肢挙上だけでなく、体位の変化で血圧も変動することを理解しておきましょう。

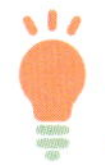

体位変換による血圧変化

右側臥位：前負荷の減少

- 左側臥位は静脈環流は障害されないが、右肺の容量・重量は左肺に比べて大きく左心系に圧迫が加わる。
- 心不全など心機能が低い場合、血圧低下を起こすことがある。

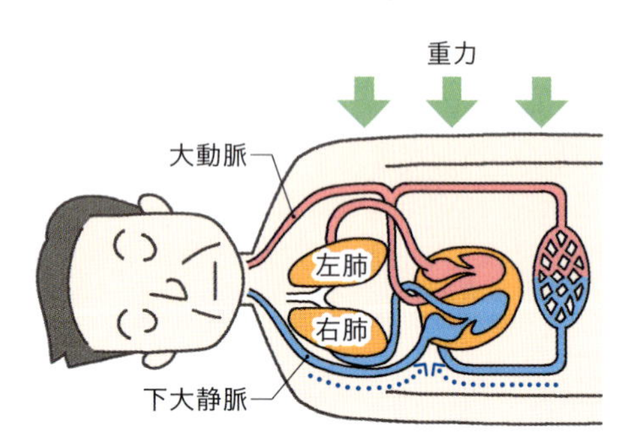

左側臥位：心仕事量の増大

- 右側臥位は、重力、心臓、肺の重量が加わり、下大動脈が圧迫され、静脈環流が障害される。
- 脱水など循環血液量が少ない場合、血圧低下することがある。

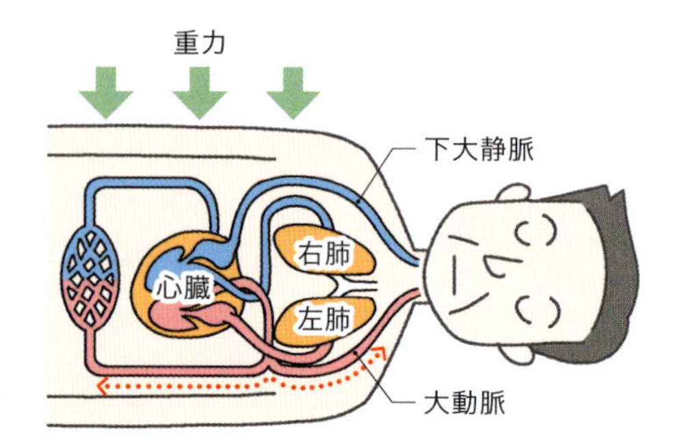

豆知識　急性心不全患者の安静時はファーラー位を意識して

急性心不全患者は、胸水の貯留やうっ血により酸素化が保ちにくい状態です。さらに、心拍出量の低下により、血圧が低下することが多いです。このような急性心不全の状態であっても、体位はセミファーラー位以上としましょう。なぜなら、上半身を挙上することで、横隔膜が下がり、酸素化が保ちやすくなるからです。
過度の上半身の挙上は、腹部を圧迫し呼吸の妨げになるため、角度を確認しましょう。

文献

1）日本循環器学会，日本心不全学会：急性・慢性心不全診療ガイドライン（2017年改訂版）．2018：12．https://www.j-circ.or.jp/cms/wp-content/uploads/2017/06/JCS2017_tsutsui_h.pdf（2024.6.10.アクセス）
2）吉岡哲，西村一樹，関和俊，他：受動的な下肢挙上が下大静脈横断面積および一回拍出量に及ぼす影響．川崎医療福祉会誌 2010；19（2）；285-290．
3）清野雄介：敗血症の輸液戦略．体液・代謝管理 2021；37（1）：50-56．
4）水谷美保：ポジショニング（体位管理）．ICUケアメソッド クリティカルケア領域の治療と看護，道又元裕編，Gakken，東京，2014：294-302．

32 心不全で低血圧なのに降圧薬を飲ませてよいのか不安

ココに困った…

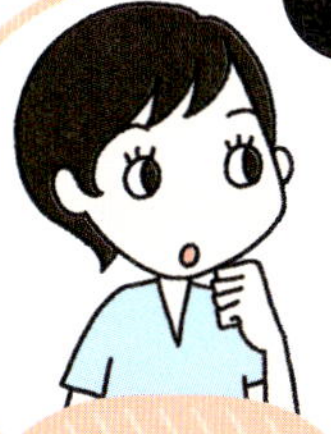

若手看護師 アンナさん

一般的に、収縮期血圧が100mmHg以下で低血圧といわれているけれど、内服薬に降圧薬があり、血圧が低いのに医師からは「問題ない」といわれたBさん。血圧が低くても、降圧薬を飲ませて大丈夫なのかな？

担当する患者さんの情報

- Bさん、80歳代、女性。
- 慢性心不全の急性増悪で入院。
- 入院中の血圧は90～100mmHg台。朝の血圧は92/54mmHg。
- 降圧薬、抗不整脈薬、利尿薬、心不全治療薬を内服している。

通常、血圧は起床後から日中にかけて、活動とともに上昇します。これは、活動とともに交感神経が優位となるためです。朝に血圧が低い場合でも、日中の血圧上昇を抑制するために降圧薬や利尿薬の内服をしても問題ない場合が多いです。Bさんの場合、心不全で入院加療中なので、血圧が低いからといって内服を中止してしまうと治療に影響が出ることが考えられました。

スタンダードのケア

- 低血圧の場合、低灌流所見（心臓から血液を十分に送り出せない）である末梢冷感の有無や眩暈（めまい）の有無を確認する。
- 朝食後の内服に降圧薬、利尿薬など血圧をさらに下げる可能性がある薬剤が含まれていたため、医師へ内服が可能かどうか確認する。

Key word 心不全／血圧測定／平均血圧／循環不全

私たち、こうしてます！

先輩ナースからのアドバイス

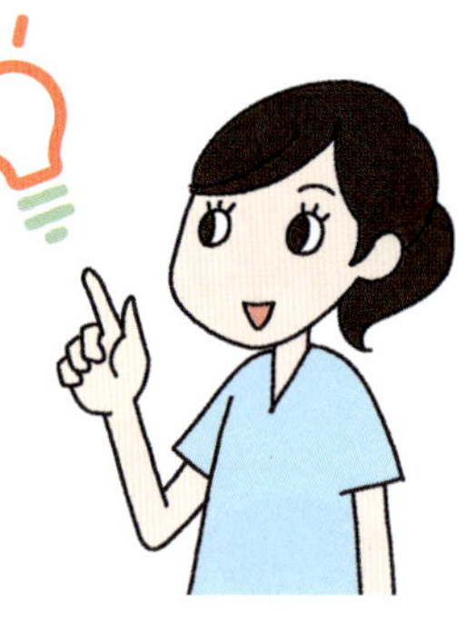

心不全と血圧の関係を理解する

まず心不全とは「なんらかの心臓機能障害、すなわち、心臓に器質的および/あるいは機能的異常が生じて心臓のポンプ機能の代償機転が破綻した結果、呼吸困難･倦怠感や浮腫が出現し、それに伴い運動耐容能が低下する臨床症候群」[1)] と定義されています。

心臓のポンプ機能が低下し、さまざまな臨床症状が現れる病態のことをいいます。

血圧は、心拍出量と末梢血管抵抗で規定されます。

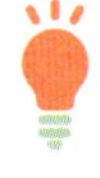

血圧を規定する因子

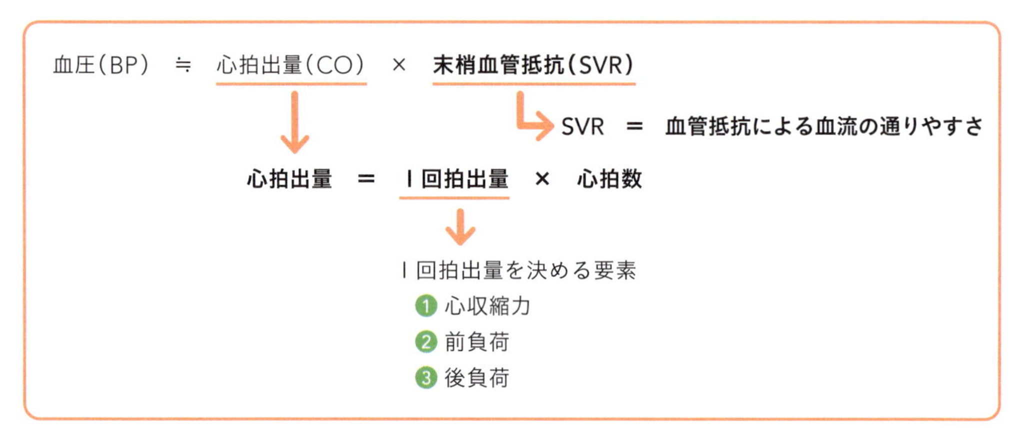

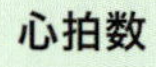

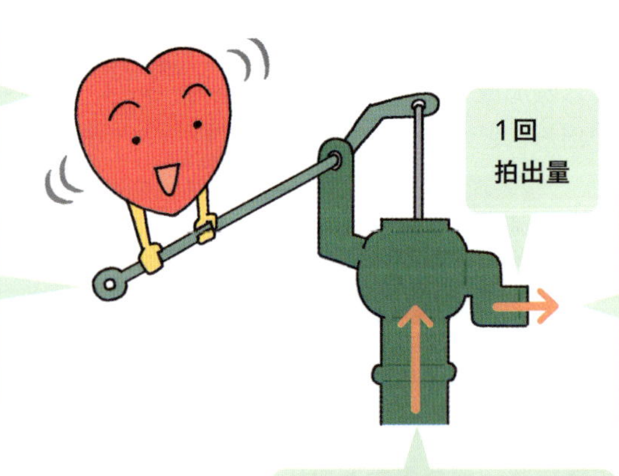

心不全で心機能が低下している場合、心収縮力が低下しています。血圧を保つために弱っている心臓が、さらにがんばって動かなくてはいけなくなってしまいます。
心臓の負担を軽くするためには、
❶後負荷を下げるために血圧を下げる
❷前負荷を下げるために貯留した水分を外に出す目的で利尿薬を使用する
ことが必要になるので、結果的に心不全の患者さんは血圧が低いことが多くなります。

ただし、血圧が低いからよいというわけでもありません。心臓は血液を全身の臓器に運び、酸素を届ける重要な役割があります。血圧が低いと、臓器へ十分な酸素が届かなくなってしまいます。これが「循環不全」という状況です。
循環不全が起きると、四肢末端の冷感やチアノーゼ、乏尿などが出現します。臓器灌流の指標は、平均血圧が65mmHg以上といわれています。

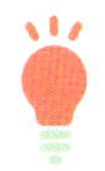

平均血圧の算出方法

平均血圧(MAP) ＝ (収縮期血圧－拡張期血圧)÷ 3 ＋ 拡張期血圧

ただ平均血圧が65mmHg以上であれば大丈夫とは思わず、循環不全の徴候として四肢末端の冷感がないか、チアノーゼがないか、尿量は確保できているのかなどのフィジカルアセスメントを行うことが大切です。 Point

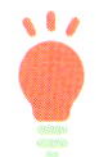

低灌流の主な症状・身体所見

- 低灌流の症状は、一見、認知機能低下やせん妄症状とも似ている。
- 全身の観察と照らし合わせてアセスメントする。

症状	身体所見
● 不穏　● 意識障害　● 記銘力低下	● 冷汗　● 四肢冷感　● チアノーゼ ● 低血圧　● 乏尿　など

文献

1) 日本循環器学会, 日本心不全学会:2021年 JCS/JHFS ガイドライン フォーカスアップデート版 急性·慢性心不全診療, 2021:9.
https://www.j-circ.or.jp/cms/wp-content/uploads/2021/03/JCS2021_Tsutsui.pdf(2024.6.10. アクセス)
2) 小泉雅子:循環管理のアプローチ. ICUディジーズ 改訂第2版 クリティカルケアにおける看護実践, 道又元裕編, Gakken, 東京, 2015:228-243.

33 入院中の体重測定を行うタイミングがわからない

ココに困った…

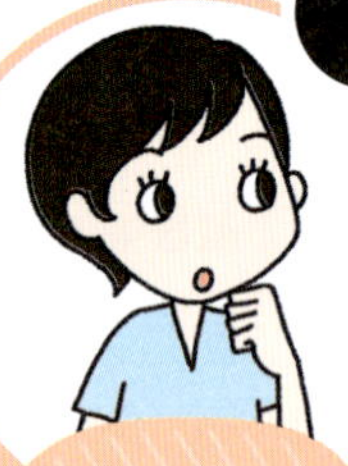

若手看護師
アンナさん

体重測定は通常、朝食前に実施している。心不全の患者さんは利尿薬の追加で尿量が変化したり、透析の患者さんは透析療法の前後で体重変化があるし、それぞれどのタイミングで測定するのがよいのかな？

担当する患者さんの情報

- Cさん、60歳代、男性。
- 慢性腎不全で、今回の入院から透析が導入された。
- 狭心症、心不全の既往あり。
- 医師からは、毎日体重測定を実施するよう依頼がある。

毎日の体重測定を行うと、多少の増減はあります。Cさんは透析導入されているため、透析前と透析翌日の体重変化は大きいことが考えられます。毎日、同じ条件で体重測定をしても体重の増減があった場合は、なぜ増えたのか、減ったのかを考える必要があります。体重の増減には、さまざまな因子が絡んでいます。
透析患者さんや利尿薬内服中の患者さんなど、それぞれどのような原因で体重変化があるのか、またそれによってどのような症状に注意したらいいのか着眼点に困りました。

スタンダードのケア

- **体重測定は一般的に、朝起床後に排尿した後、朝食前に測定する。夜間に前日の食事が消化・吸収され、余分なものは尿や便としてたまる。**
- **体重の変化をみるためには、測定する時間は毎回同じ時間にすることが望ましい。**
- **着衣でも体重に影響があるため、上着などは脱いで、「肌着と寝衣」など条件を同じにする必要がある。**

Key word 体重測定／透析／心不全

私たち、こうしてます！

先輩ナースからのアドバイス

体液管理が必要なときは体重測定を毎日行う

体重測定の主な目的は、❶栄養状態の指標、❷治療や薬剤投与量決定のための指標、❸体液量/水分量の管理が挙げられます。❶や❷の場合は最低１回/週の測定となることが多いでしょう。❸の場合、患者さんの状態に合わせて利尿薬や透析による除水など治療評価のために、毎日の体重測定が必要になります。

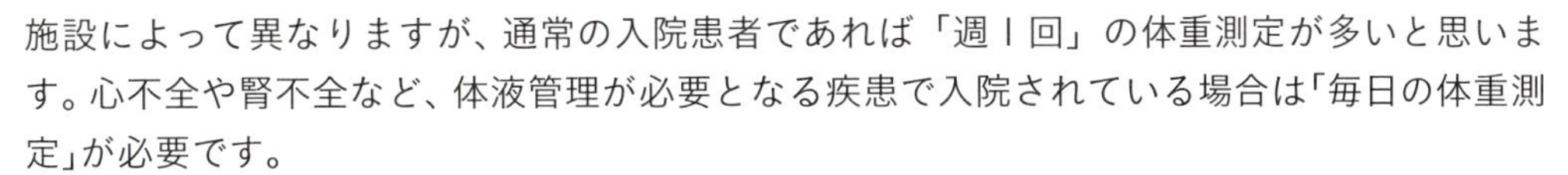

施設によって異なりますが、通常の入院患者であれば「週１回」の体重測定が多いと思います。心不全や腎不全など、体液管理が必要となる疾患で入院されている場合は「毎日の体重測定」が必要です。

体重の増減は、摂取した食事や水分量、排泄量によって変動します。毎日測定を行っている場合、前日との体重差はほとんど水分（体液）によるものが大きく影響しています。よほど暴飲暴食した場合には、多少は体重増加するかもしれませんが、時間経過でほぼ変わらない値になるでしょう。筋肉や脂肪は1日でつくられるものではありませんので、水分による変化ということとなります。

疾患・状態によって体重変化に注意する

心不全の患者さんは心臓の前負荷を減らすために、利尿薬を内服している場合が多いです。治療のために利尿薬を追加した場合は、翌日の体重変化に注意が必要です。１日で１kg以上の体重変化がある場合には、バイタルサインや末梢冷感の有無などフィジカルアセスメントを行い、低灌流所見がないか確認をします。Point

腎不全で透析療法を行っている患者さんは、ドライウェイトという透析時の目標体重があります。透析日から次の透析日までの体重変化を＋３％程度にできることがよいとされています。毎日、体重測定をしたときに、それ以上の増加がある場合は、水分摂取が多いことが予想されますので、飲水量がどのくらいだったのか、患者さんとふり返ってみるとよいでしょう。Point

また、体重は輸液量・水分などの摂取量と、尿量などの排泄量で、おおよその体重変化を予測することが可能です。しかし、実際に体重を測定すると予測量よりも変化していることがあります。手術や熱傷、ショックなど生体侵襲が加わった状態だと、不感蒸泄量が増えることがあります。そのため、水分出納量（in-out）のバランスだけでなく、体重を参考に水分管理を行います。

体重測定は、立位保持が可能な場合は容易に測定ができますが、循環動態が不安定な場合は測定する行為が患者さんの状態を悪くする可能性があるため、ケアの優先順位を考慮する必要があります。Point

文献

1) 牧野由加里，永岡由紀子：基礎看護-看護概論／基礎看護技術／臨床看護概論（新訂版）．サイオ出版，東京，2019：70-71．
2) 髙嶋節子：日常生活における注意点と指導方法透析ケア．2018年夏季増刊号 透析ケア BASIC，松岡由美子編，メディカ出版，東京，2018：138-141．
3) 日本循環器学会，日本心臓リハビリテーション学会編，牧田茂監：2021年改訂版 心血管疾患におけるリハビリテーションに関するガイドライン，ライフサイエンス出版，東京，2021．

34 清拭方法が施設によって違うから正しいやり方がわからない

ココに困った…

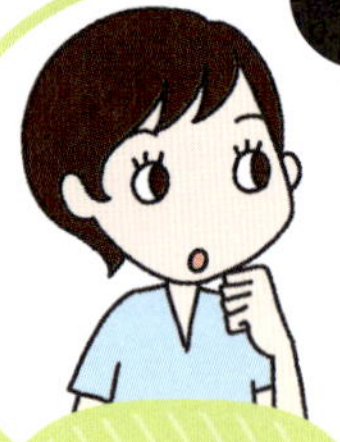

若手看護師
アンナさん

日勤時、清拭の準備をして、しばらく清拭をしていないAさんのところへ向かった。以前の施設ではベースンにためた湯水にタオルを浸して、患者さんの清拭をしてきたけれど、この病棟ではディスポーザブルタオルで清拭している人もいる。どのような方法がよいのかな？

担当する患者さんの情報

- Aさん、70歳代、女性。
- 尿路感染症で抗菌薬投与と持続点滴をしている。
- 体温37℃台の発熱が続き、清潔ケアには介助が必要。
- 時おり失禁もあり、おむつを使用しており、トイレのウォシュレットで陰部と殿部を洗浄している。
- 前回の清拭から3日以上経過している。

アンナさんはAさんにディスポーザブルタオルと綿タオルを使い分け、2通りの方法で清拭を行いました。Aさんからは「寒くなった」と言われました。
Aさんが温かく、心地よくなる清拭方法は他にあるのか、わかりませんでした。

スタンダードのケア

- **一度使用したディスポーザブルタオルはすぐに冷えてしまうため、陰部や殿部はディスポーザブルタオルで清拭し、他の部位はベースンにためた湯に綿タオルを浸した清拭方法の2通りで行う。**

Key word 清拭／綿タオル／ディスポーザブルタオル

私たち、こうしてます！

先輩ナースからのアドバイス

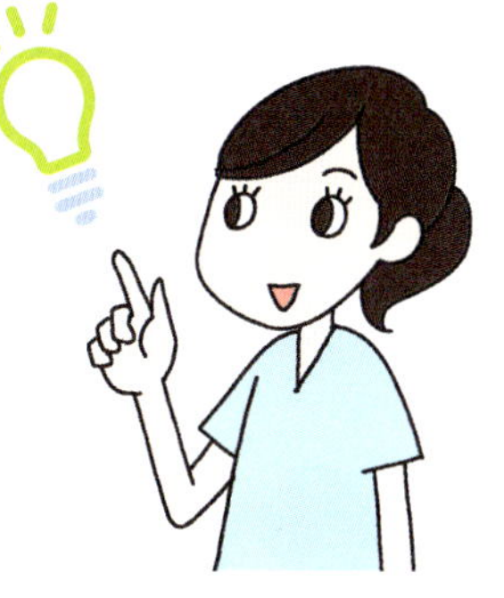

タオルの温かさに着目した清拭方法を考える

清拭の目的は、単に身体を清潔に保つだけでなく、拭く行為によってもたらされる効果、温熱刺激によってもたらされる効果、看護者とのコミュニケーションによってもたらされる効果を得るなど、多岐にわたります。「温かい」「気持ちいい」「さっぱりする」などの快の感覚は、人を安心させ安楽をもたらし、気持ちを前向きにするといわれています。

タオルの温かさに着目するならば、清拭時に感じる冷感は、タオルに含まれた水分が皮膚表面に移動した後に蒸散し、気化熱が生じることで発生します。タオルの吸水性や清拭後の乾いたタオルによる押さえ拭きの有無が大きく影響すると考えられます。

また、身体部位のなかでも面積が広く、温点や冷点の密度が高い背部に、温かいタオルを貼用後、拭き取りを実施する熱布清拭方法もあります。

一方で、昨今の流行感染症から感染管理上の利点を鑑みると、ディスポーザブルタオルを現場で使用するメリットは大きいです。ディスポーザブルタオルは感染対策のほか、コスト削減効果、細菌除去効果、保湿効果もあるといわれており、採用されている病院もあります。

ディスポーザブルタオルと綿タオルのメリット・デメリットや清拭方法、患者さんの身体状況、清潔習慣を考えたうえで選択することが望ましいでしょう。具体的な方法は**重症で抵抗力がない、痛みや消耗の強い患者さんの場合は、感染予防目的や簡便な方法であるディスポーザブルタオルを選択することがあります。** Point また、皮膚温度低下を防ぐために、**背部清拭時に「10秒間の貼用時間」を加え、清拭時の温度低下を防ぐ工夫をしています。** Point

清拭を実施する際に考えたい根拠

疾患・身体状況	● 綿タオルは清拭用に作り置きされ、清拭車や保温庫に収納されることで、菌が増殖しやすい環境になることが予測される。未使用・再生にかかわらず綿タオルに一般生菌が検出されたことから、再生綿タオルは感染予防の観点から安全な清拭素材でないことが実証された[1]
身体状況・習慣	● 痛みや消耗が強い場合や患者自身で清拭を行う場合は、より簡便な方法であるディスポーザブルタオルのほうが好まれる可能性が報告されている[2]
タオルが冷めにくい工夫	● 背部清拭の場合、ディスポーザブルタオルで「10秒の貼用時間」と「10秒の貼用時後、気化熱を抑える工夫」を加えた清拭は、貼用なし清拭より皮膚温は有意に高かった ● 主観的評価では、上記の清拭が他の清拭にくらべ、温かさの主観的評価が有意に高かった[3]

文献

1）松村千鶴，深井喜代子：綿タオルと化繊タオルの細菌学的検討．日看技会誌 2014；13(3)：243-246.

2）Veje PL, Chen M, Jensen CS, et al. Bed bath with soap and water or disposable wet wipes: Patients' experiences and preferences. *J Clin Nurs* 2019；28：2235-2244.

3）小平智尋，落合有咲，佐藤愛，他：ディスポーザブルタオルを用いた背部清拭に10秒の貼用時間および気化熱を抑えるタオルの広げ方と当て方の工夫を加える効果．日看技会誌2023；22：28-37.

4）澁谷幸：看護師にとっての清拭の意味―清拭のエスノグラフィー―．日看研会誌 2019；42(1)：43-51.

5）森田有紀，島田蘭，嶋野美沙子，他：蒸しタオルを使用した背部清拭に蒸し時間を加えることの効果 皮膚温の変化と気持ちよさに焦点を当てて．日看研会誌 2015；38(3)：125.

35 口腔内に潰瘍がある患者が痛みでマウスケアをしてくれない

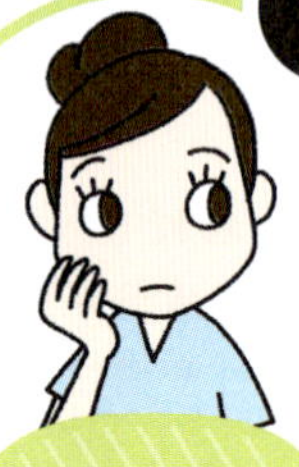

ココに困った…

看護師1年目
さくらさん

夜勤の日、Bさんの朝食下膳のために向かったところ、Bさんは食事には手をつけず、横になって休んでいた。悪心と口腔内に潰瘍（口腔粘膜炎）ができているため、「しみるから、歯みがきはしたくない」と言っている。今は骨髄抑制期だと思うが、感染予防の目的でマウスケアをしてもらうためにはどうしたらいいの？

担当する患者さんの情報

- Bさん、70歳代、男性。
- 悪性リンパ腫と診断され、はじめて抗がん薬投与をして8日目。
- もともとADLは自立しており、認知症なし。
- 朝の体温は37.5℃。
- 悪心や口腔内痛があり、食事が摂取できない。
- 持続点滴をしている。
- 内服は、なんとか飲み込むことができていた。

さくらさんはガーグルベースンを持っていき、水で含嗽をしてもらおうと準備しました。Bさんは水を口に含み、一度含嗽してくれましたが、やはりしみてしまい、もうしたくないと言いました。
十分に口腔内を清潔にできていないと思いましたが、Bさんに「しみて、もうしたくない」と言われてしまったので、そのまま引き下がるしかありませんでした。

スタンダードのケア

- **口腔粘膜炎による疼痛が強く、ブラッシングが難しい場合は、まず含嗽を勧めてみる。**

Key word マウスケア／含嗽／がん患者／がん薬物療法

私たち、こうしてます！

先輩ナースからのアドバイス

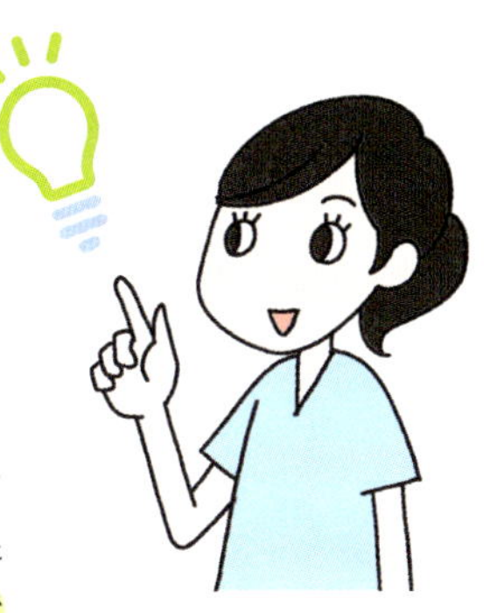

がん薬物療法中は含嗽を取り入れる

口腔粘膜炎はがん薬物療法のレジメンによって差がありますが、薬剤投与7～14日目に起こりやすく、10～12日目が症状のピークといわれています。Bさんのつらさに理解を示しつつ、含嗽を促すことができたことはよかったと思います。まずは**含嗽が一度でもできたことを賞賛しましょう**。Point

口腔粘膜炎の好発時期は、骨髄抑制による好中球減少時期とほぼ同時期です。口腔内の微生物が入り込みやすくなり、敗血症などの全身の感染症につながります。したがってBさんのつらさに理解を示し、できているマウスケアを賞賛しながら継続することが必要です。

疼痛が強い場合は、水ではなく、ぬるめの湯水（微温湯）の含嗽や、医師の処方を仰ぐことも検討しましょう。生理食塩水やアズレンスルホン酸ナトリウム顆粒、グリセリン、リドカイン塩酸塩（キシロカイン®液４％）の使用は、口腔内乾燥や疼痛緩和にもなります。

１日６回以上、口腔内に水を行きわたらせ、特に口腔底と舌の裏側が水で湿るように行う含嗽も有効です。Point

疼痛が強い場合に取り入れたい含嗽液

- 微温湯
- 生理食塩水
- アズレンスルホン酸ナトリウム顆粒
- グリセリン
- リドカイン塩酸塩（キシロカイン®液４％）

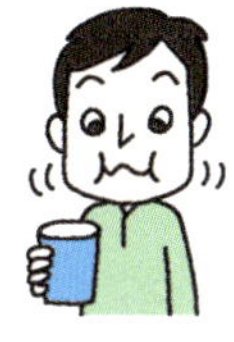

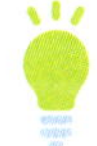

疼痛緩和につながる含嗽法

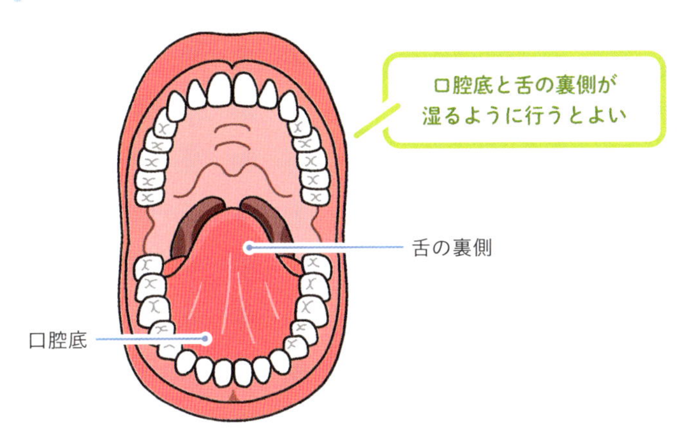

文献

1）山﨑知子編：超実践！がん患者に必要な口腔ケア―適切な口腔管理でQOLを上げる―．全日本病院出版会，東京，2020．

36 MDRPUを防ぐための皮膚保護の方法がわからない

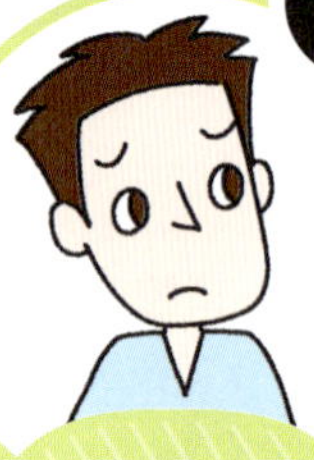

ココに困った…

若手看護師 ひじりさん

医療関連機器褥瘡（MDRPU）予防のために耳介部にガーゼを当ててみたけれど、トイレに行く際にガーゼが外れてしまう…。皮膚保護はどうしたらいいかな。

担当する患者さんの情報

- Cさん、70歳代、男性。
- 肺炎にて入院している。
- 入院時より酸素化が悪く、酸素を2L/分で投与、経鼻カニューレを使用している。
- トイレは付き添いで行くことができる。

経鼻カニューレによる皮膚トラブル防止のため、患者さんにフィットするか確認し、耳介部の保護は行っていました。
しかしCさんには、ガーゼを用いた耳介部の保護は合っていない状態でした。

スタンダードのケア

- **MDRPUを予防するためには、まず患者に医療関連機器（ここでは経鼻カニューレ）がフィットしているか確認し、耳介部の保護を行う。**

Key word 皮膚保護／フィット感／医療関連機器褥瘡（MDRPU）

私たち、こうしてます！

先輩ナースからのアドバイス

耳介部の褥瘡予防には皮膚保護材を用いる

経鼻カニューレによる褥瘡予防はとても大切です。特に耳介部は、MDRPUが発生しやすい部位なので予防は必須です。
今回の場合、トイレに移動できるCさんではガーゼがずれてしまい、効果的な皮膚保護が行えていません。そのようなときは、**クッション性のある皮膚保護材を使用します**。Point よく使用されている皮膚保護材の特徴をおさえましょう。
施設によって使用状況は異なるので、まず自施設ではどのような皮膚保護材が使用されているか確認しましょう。

酸素療法におけるフィティングのポイント

経鼻カニューレ	❶鼻腔内にカニューレの先端をきちんと挿入したことを確認する ❷不快にならないよう、両端からチューブを耳にかけて、顎下で調節リングを締める
酸素マスク	❶鼻と口を酸素マスクで覆う ❷ゴムの長さを調節したうえで頭部に固定したことを確認する ❸不快かつ締めつけすぎないよう、ノーズクリップを鼻の形に合わせながら調節する

よく使用される皮膚保護材と特徴（一例）

種類・使用例	特徴
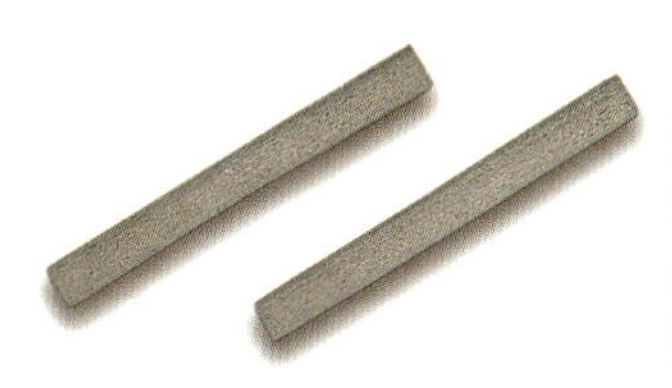 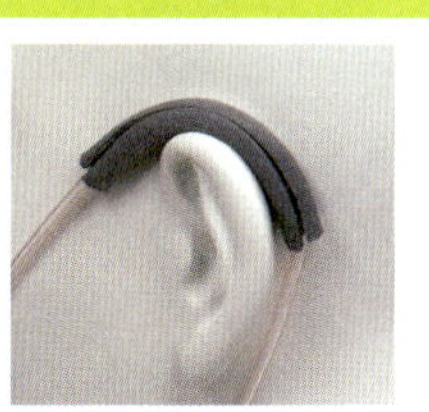 E-Zラップ（画像提供：泉工医科工業株式会社）	● 肌にやさしい ● 適当な位置に自由に着脱可能
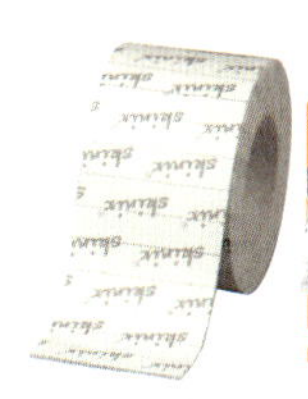 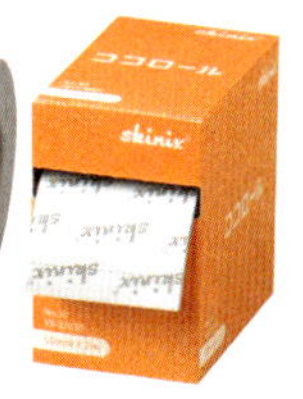 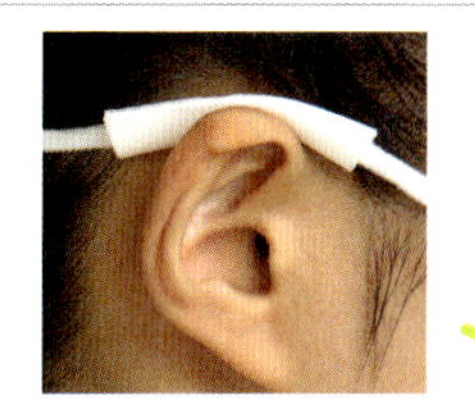 ココロール®（画像提供：スキニックス）	● 自由にカット、大きさの調整ができる ● 蒸れにくく低刺激 ● 器具にフィットしやすい

長期間酸素マスクを使用する場合は、ココロール®を酸素マスクが当たる部位に貼ると、マスクによる圧迫を予防できる

文献

1）株式会社共和：ココロール®製品カタログ.
2）エルゼビア：ナーシング・スキル.https://www.nursingskills.jp/Account（2024.6.10. アクセス）

37 殿部の赤みに対するケアがわからない

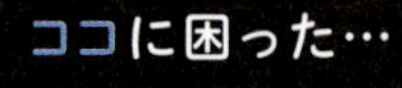

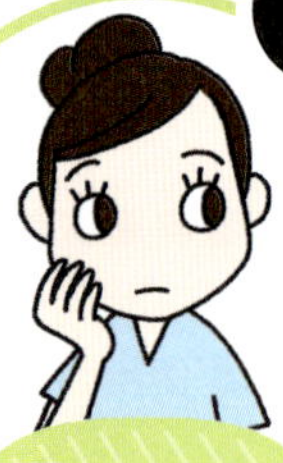

看護師1年目
さくらさん

数日後に、Dさんを受け持ったけれど、おしりの赤みが全然改善していない・・・。除圧もやっているのに、なぜだろう？

担当する患者さんの情報

- Dさん、80歳代、女性。
- 日常生活は全介助であり、自身で体位変換が行えない。
- おむつ内失禁をしている。

Dさんの殿部をみて褥瘡だと判断しましたが、実際には失禁関連皮膚炎（incontinence associated dermatitis：IAD）でした。そのため、さくらさんは褥瘡に対する看護はできていましたが、皮膚状態の改善はみられませんでした。

スタンダードのケア

- **殿部に皮膚トラブルを発見したら、まず褥瘡かどうか見きわめて対応する。**

Key word 褥瘡予防／見分け方／失禁関連皮膚炎（IAD）

私たち、こうしてます！

先輩ナースからのアドバイス

殿部の皮膚トラブルはIADを鑑別する

褥瘡かどうか見きわめを行い、下記のような特徴がみられた場合はIADと判断して対応します。

IADは、皮膚の状態によっては使用する軟膏が変わるので、皮膚の状態をしっかりと観察します。IADを予防するには、まずは保湿を十分に行います。

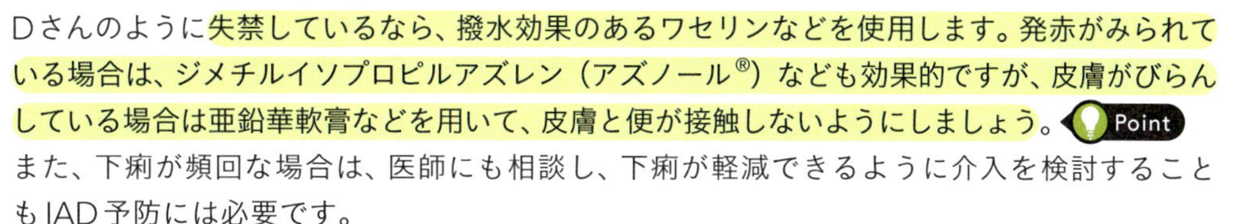

Dさんのように**失禁しているなら、撥水効果のあるワセリンなどを使用します。発赤がみられている場合は、ジメチルイソプロピルアズレン（アズノール®）なども効果的ですが、皮膚がびらんしている場合は亜鉛華軟膏などを用いて、皮膚と便が接触しないようにしましょう。** Point

また、下痢が頻回な場合は、医師にも相談し、下痢が軽減できるように介入を検討することもIAD予防には必要です。

IADでは、真菌が増殖してしまう場合もあります。その際は、撥水クリームだけでは改善しません。抗真菌薬が必要となりますが、症状が改善しても真菌が死滅していない可能性があるため、医師に指示に従って塗布し続けることが必要です。

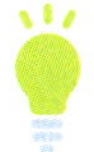

皮膚トラブルの鑑別ポイントと対処法

鑑別ポイント		対処法
● 仙骨部や尾骨部など、骨突出部に一致した皮膚にみられる ● 損傷部位の範囲が明瞭	→ 褥瘡	● 褥瘡が発生した部位は、圧迫されないように体位変換が必要 ● 皮膚損傷が起こっている場合は、体位変換とともに処置が必要
● 赤くなっている部位を軽く3秒ほど圧迫すると、白っぽく変化し、離すと再び赤くなる(→指押し法)	→ 褥瘡ではない	● 定期的に除圧する
● 排泄部位に接触している部位にみられる ● 損傷部位の拡散がみられる	→ IAD	● 殿部の清潔、撥水クリームなどを使用して皮膚を保護する

真菌の見きわめ方

- おむつが当たらない部位が赤くなっている。
- 環状紅斑がみられる。

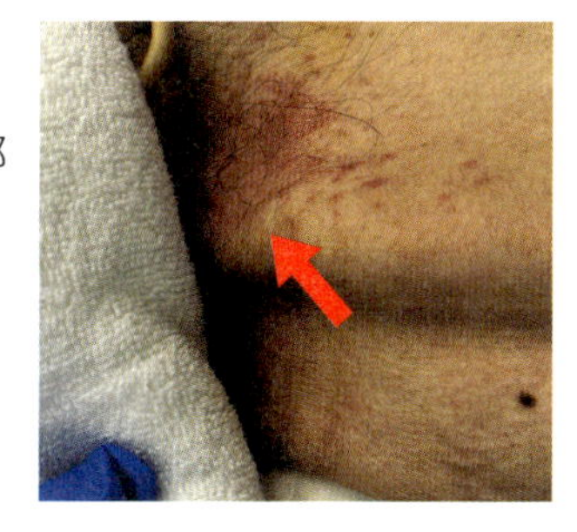

文献

1) 日本創傷・オストミー・失禁管理学会編：IADベストプラクティス．照林社，東京，2019.
2) 日本褥瘡学会ホームページ．https://www.jspu.org/（2024.6.10.アクセス）
3) 安部正敏編著：皮膚科学 看護スキルアップシリーズ③ たった20項目で学べる 皮膚疾患．学研メディカル秀潤社，東京，2015.

38 浣腸後にがまんできないため、トイレで行いたいと希望されて困った

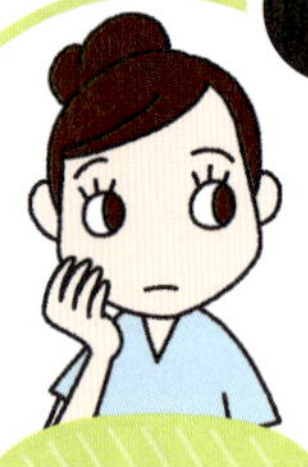

ココに困った…

看護師1年目
さくらさん

抗がん薬治療による副作用で便秘になっているEさん。Eさんの受け持ち時、下剤を内服しても排便がないため、浣腸を行いたいとの希望があった。
杖歩行であり、浣腸をかけると便意ががまんできないため、トイレで浣腸をかけてほしいと言うけれど、立位で行うのは危険だし、がまんしてもらうしかないのかな・・・？

担当する患者さんの情報

- Eさん、70歳代、男性。
- 小細胞肺がんの診断で入院し、抗がん薬治療を開始して7日目。
- 歩行時、杖を使用している。
- 定時薬で下剤内服中。
- 普段の排便習慣は1回／日。
- 受け持ち時は、5日間排便がなかった。

Eさんには、トイレでは体勢によって浣腸が直腸を傷つけるリスクがあることを理解してもらい、安全に浣腸を行いたいと伝えました。Eさんからは「トイレでできないことはわかったが、間に合わない不安が強いから、今回は下剤を増やして様子をみたい」という返答がありました。
スタンダードなケアとして、体位による浣腸のリスクについて説明し理解を得ることができましたが、患者さんの不安から、今回は実施を見送ることになりました。

スタンダードのケア

- **立位や立位前屈の状態での浣腸は、直腸損傷のリスクがあるため、トイレでの実施はできないことを患者さんに伝える。**

Key word 浣腸／排便コントロール／がん患者／がん薬物療法

私たち、こうしてます！

先輩ナースからのアドバイス

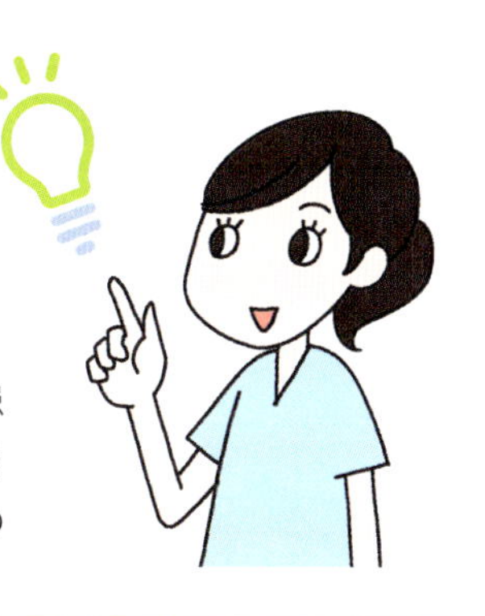

立位での浣腸は危ない

便秘の原因は、筋肉量の低下やストレスなどの環境の変化、疾患による器質的なもの、薬物治療による副作用などが挙げられます。便秘のケアとして、水分摂取を促すことや食事指導、下剤の使用、浣腸などを行います。

浣腸を立位や立位前屈の姿勢で行うと、腹圧がかかりやすく、直腸の裂傷や穿孔を引き起こすリスクがあります。安全に行うためにその理由を説明し、Eさんの理解を得られたことはとてもよかったでしょう。

浣腸を実施する体勢は左側臥位で、腹圧がかからないよう軽く膝を曲げてもらいます。左側臥位になる理由としては、浣腸液を直腸からS状結腸、下行結腸まで注入するためです。浣腸液注入後、便を軟化させるために3分ほど排便をがまんしてトイレに行くよう促していましたが、近年の研究において3分程度では軟化作用は得られないことがわかりました[1]。

浣腸後、便意を催している状況でがまんさせることに根拠はなく、必要以上にがまんさせることで患者さんの苦痛が強くなることを理解しておきましょう。 Point

Eさんは杖を使用して歩行しているため、トイレに間に合わない不安や焦りがあったと思います。その気持ちを理解し、すぐ排泄できるようポータブルトイレの設置や差し込み便器の使用、トイレの使用状況の確認など、患者さんが便失禁を心配することなく、落ちついて排泄できるよう環境を整えることが大切です。

立位による浣腸のリスク

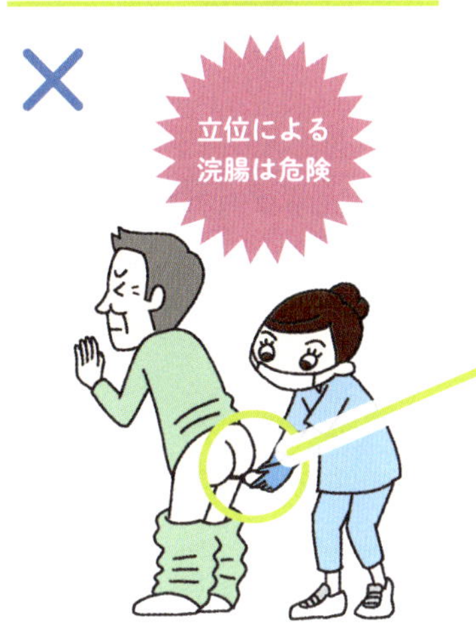

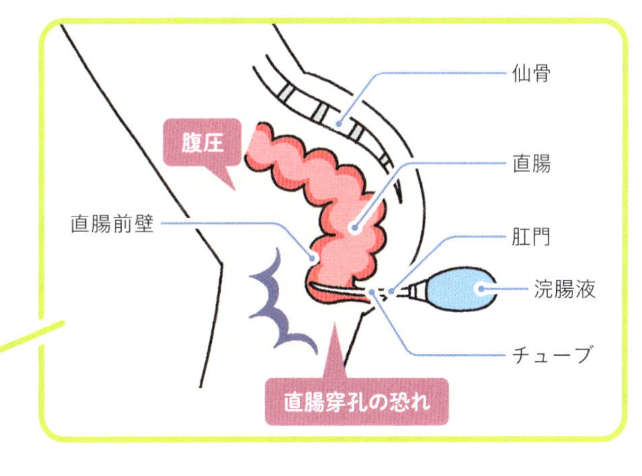

医薬品医療機器総合機構：グリセリン浣腸の取扱い時の注意について．PMDA医療安全情報 No.34，2012年10月．https://www.pmda.go.jp/files/000143821.pdf（2024.6.10.アクセス）を参考に作成

文献

1）武田利明，及川正弘，小山奈都子：グリセリン浣腸の作用に関する実証的研究．岩手県立大学看護学部紀要 2010；12：95-100.

2）医薬品医療機器総合機構：グリセリン浣腸の取扱い時の注意について．PMDA医療安全情報 No.34，2012年10月．https://www.pmda.go.jp/files/000143821.pdf（2024.6.10.アクセス）

3）日本看護技術学会，技術研究成果検討委員会浣腸（GE）班：グリセリン浣腸Q＆A 改訂版ver.2.0，2023．https://jsnas.jp/system/data/20200403114455_a45v0.pdf（2024.6.10.アクセス）

39 膀胱留置カテーテル挿入中に膀胱洗浄すべきか迷う

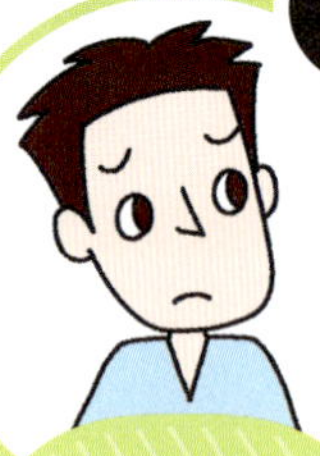

若手看護師
ひじりさん

**受け持ちのFさん、昨日で補液が終了して尿量が減っている…。尿混濁もあるから、カテーテルが閉塞しないように膀胱洗浄をしたほうがよいと先輩に言われたけれど、本当によいのかな…？
Fさんからもカテーテルが詰まるとおなかが張るから、なんとかしてほしいと言われたけれど…**

担当する患者さんの情報

- Fさん、70歳代、男性。
- 入院して10日目で受け持ち。
- 尿路感染症で入院し、膀胱留置カテーテルの挿入と補液・抗菌薬投与で治療を開始。
- ADLは自立しており、理解力も問題ない。
- 尿混濁・浮遊物がまだみられている。
- 補液中は1,500mL/日程度の排尿がみられていたが、補液終了後から尿量が減少しており、800mL/日程度となっている。

カテーテルの閉塞予防のため、ベッドサイドでランニングチューブ内の尿を排尿バッグへ誘導する作業を訪室のたびに実施しました。
Fさんにも手技の必要性について説明すると、自分でも気にして誘導してくれるようになり、閉塞の回数が減った。
それでもときどきカテーテル閉塞を起こすことがあり、Fさんの安楽を守るために、他にもできる方法はないか検討してみることにした。

スタンダードのケア

- **尿混濁に対して、日常的に膀胱洗浄を行っても、カテーテルの閉塞や発熱の頻度は減少しない。**

Key word カテーテル閉塞／ミルキング／尿混濁／飲水量

私たち、こうしてます！

先輩ナースからのアドバイス

カテーテル管理で閉塞を防ぐ

頻回に膀胱洗浄が必要なほどカテーテルが閉塞する場合は、カテーテル自体の交換が推奨されますが、安易にカテーテルのサイズアップをすることは尿道損傷のリスクを高めます。

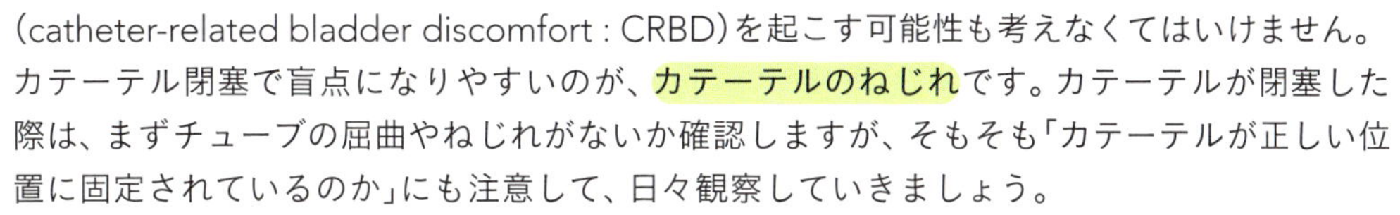

男性の場合は尿道も長いため、サイズアップにより膀胱刺激症状(catheter-related bladder discomfort : CRBD)を起こす可能性も考えなくてはいけません。

カテーテル閉塞で盲点になりやすいのが、**カテーテルのねじれ**です。カテーテルが閉塞した際は、まずチューブの屈曲やねじれがないか確認しますが、そもそも「カテーテルが正しい位置に固定されているのか」にも注意して、日々観察していきましょう。

また、カテーテル内に浮遊物が多い場合はミルキングを行い、ランニングチューブ内の尿を定期的に排尿バッグへ誘導することも大切なケアとなります。明らかな混濁がなく、ミルキングをしても尿流下がよくない場合は、**排尿バッグをクランプし、サンプルポートから尿を引いてみると、浮遊物が回収でき流下がよくなることがあります。** Point

飲水量にも注目する

Fさんの場合は補液も終了していることから、カテーテルのミルキングだけでなく、飲水量にも注意してみましょう。発熱による発汗や、もともとの飲水量が少ない、入院による環境変化で入院前より水分摂取量が減っているなど、**入院中の患者さんは看護師側でも意識しないと脱水傾向になりやすいため、注意が必要です。** Point 既往で心不全·腎不全があり水分摂取量が制限されている場合を除き、患者さんに積極的に水分摂取を促すことで尿量自体を増やし、カテーテルの閉塞予防につなげることができます。その際は飲水量と尿量が合っているか、in - outバランスにも注意してアセスメントしていきましょう。

豆知識 膀胱刺激症状（CRBD）とは

尿道カテーテルの留置によって、尿道と膀胱三角部へ刺激となり、無抑制膀胱収縮を起こすことです。症状は過活動性膀胱に似ており、尿意切迫感、尿道·膀胱痛、カテーテルからの尿漏れなどがあります。

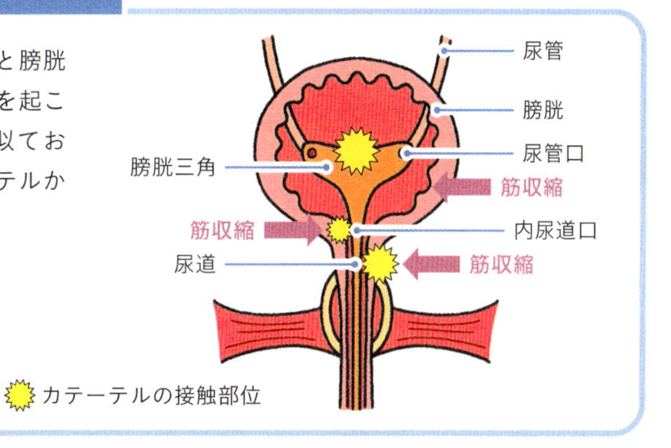

文献

1）芦刈明日香, 宮里実：尿道カテーテルによる膀胱刺激症状. 臨泌 2018；72(5)：382-386.

2）日本泌尿器科学会, 尿路管理を含む泌尿器科領域における感染制御ガイドライン作成委員会編：尿路管理を含む泌尿器科領域における感染制御ガイドライン(改訂第２版). メディカルレビュー社, 大阪, 2021：42-61.

40 排尿バッグから排液するとき、カップを使い回してよいか

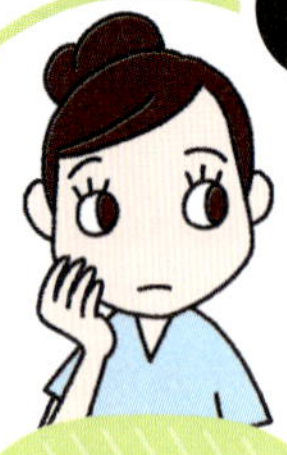

ココに困った…

夜勤だと受け持ち患者が多くて、膀胱留置カテーテルの排液が大変。
エプロンの着脱も手間がかかり、時間短縮のためにエプロンと排液カップは使い回して、スピーディに業務を進めていきたいのだけれど･･･。

看護師１年目
さくらさん

担当する患者さんの情報

- Ｇさん：泌尿器科術後。既往歴は高血圧、糖尿病。
- Ｈさん：尿路感染症。既往歴は全身性エリテマトーデス（systemic lupus erythematosus：SLE）、糖尿病。
- Ｉさん：がん薬物療法中。既往歴は膀胱摘出・回腸導管造設術後、高血圧、脂質異常症。
- Ｊさん：誤嚥性肺炎。既往歴は脳梗塞、心房細動、尿路感染症。

さくらさんは感染予防のためにカップを持って排液に行こうとしますが、カテーテル管理の患者が多く、カップの数が足りません。
感染予防を考えると洗浄後まで待つしかないけれど、医師の指示や業務の進みもあるので困りました。

スタンダードのケア

- 膀胱留置カテーテル内からの排液時は、排出口からの逆行性感染予防に気をつけなくてはいけない。
- 排液カップの使い回しや看護師側の不完全な感染予防対策は、交差感染のリスクがある。

Key word　ドレーン／カテーテル管理／感染予防／交差感染

私たち、こうしてます！

先輩ナースからのアドバイス

排液時は感染リスクに注意する

膀胱留置カテーテルを挿入している患者さんは、留置直後から尿中に細菌が増え続け、留置30日目には100％の患者さんで細菌が検出されるといわれています。
膀胱留置カテーテル挿入患者の感染経路として挙がるのは、下記のとおりといわれています。
そのため、膀胱留置カテーテル内の排液をする際は、排出口からの逆行性感染予防に気をつけなくてはいけません。また、排液カップの使い回しや看護師側の不完全な感染予防対策は交差感染のリスクがあります。
入院中の患者さんには、治療や基礎疾患で免疫力が低下している人もいるため、看護師側の手技が感染経路にならないように十分に注意する必要があります。

膀胱留置カテーテル挿入中の微生物の侵入経路

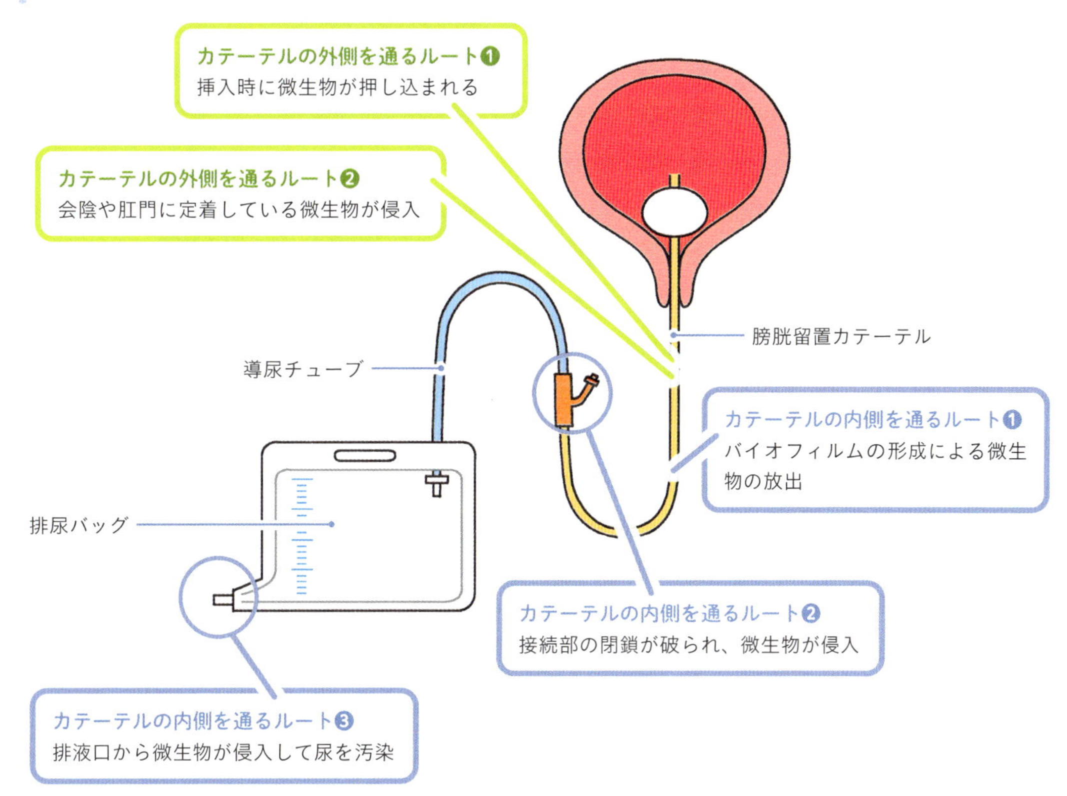

Maki DG, Tambyah PA. Engineering out the risk for infection with urinary catheters. Emerg Infect Dis 2001；7（2）：342-327．河村一郎：カテーテル関連尿路感染．大曲貴夫，操華子編，感染管理・感染症看護テキスト．照林社，東京，2015：216. より引用

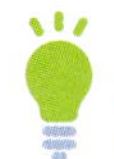

排液時のチェック項目

1. 個人防護具（personal protective equipment：PPE）は1患者1交換とする。手袋の着脱前後は手指消毒を行う
2. 排液時は排出口にカップが触れないように排液をする
3. 排液後は排出口を消毒する
4. 回収した排液は汚物槽に廃棄し、1患者ごとに洗浄をする
5. 使用した排液カップは施設の基準に準じて消毒する

これらの項目をチェック！

物品が不足しているときは代用を考える

病棟の状況によっては、時には物品が不足することも予想されます。「感染予防は大切、でも物品がない…」そのようなときには他の物品で代用することも検討してみましょう。
コストはかかってしまいますが、シリンダーの代用として消臭・ホワイト畜尿袋などが使用できます。細かい目盛りがついていないため、詳細な尿量測定が必要な患者さんにはシリンダーを使うなど、状況に応じて使い分けるとよいと思います。 Point
ちなみに、ドレーン排液についても同様に、検尿用のカップやプラスチックカップで排液カップの代用ができます。詳細な量の記載が必要な場合は、カテーテルチップなどに吸い上げて測定をしていきましょう。
また、この方法は個室隔離中の患者さんの排液時にも活用できます。排液～測定～尿処理まで個室内で完結できるため、室内への出入りの回数も減らすことができ、二次感染予防にもなります。 Point

豆知識　環境にやさしく、衛生的かつ効率的な排泄処理

当院では、排泄物の処理にマセレーター（ディスポーザブルパルプシステム、写真）が大活躍しています。
排泄介助時には再生パルプを使用したディスポーザブルの尿器や便器を使用し、マセレーターにより廃棄物を処理することで、排泄用具を洗浄する作業時間を削減できます。また感染リスクの低減や清潔な環境の維持、そして、何より洗浄水が環境に与える影響を最小限に抑えることができ、SDGsにもつながっています。

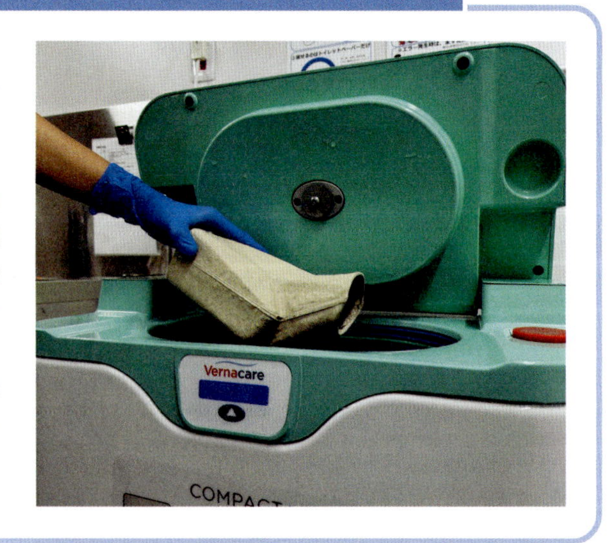

文献

1）坂本史衣：カテーテル関連尿路感染を防ぐ多角的介入．日環境感染会誌 2019；34（1）：1-6.

41 下痢が続く拘縮のある患者でおむつの漏れが防げない

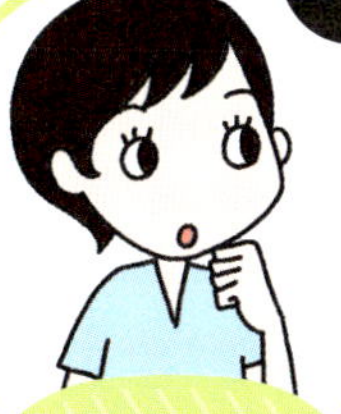

ココに困った…

若手看護師 アンナさん

経管栄養を再開してから水様便が続いている…。点滴中で尿量も多いし、拘縮もあるから、おむつからの漏れが多くて、体位変換のたびに寝衣まで交換している状態。拘縮がある人や排泄量の多い人のケアって、どうしたらよいのかな・・・？

担当する患者さんの情報

- Ｋさん、80 歳代、男性。
- 既往歴に心房細動、高血圧、脳梗塞がある。
- 5 年前に脳梗塞で右半身麻痺になった。現在は四肢の拘縮が進み、「要介護 5」となっている。
- おむつ内失禁、体位変換も介助が必要。
- 胃瘻造設後であり、経管栄養を投与していたが、入院後に中止。全身状態が改善したため一昨日より再開した。
- 誤嚥性肺炎に対して抗菌薬を投与している。

おむつの当て方などに注意をした結果、排泄物の漏れる量は減りましたが、それでも１日に数回は寝衣汚染があり、交換が必要な状態が続きました。
寝衣交換まで行うとＫさんの負担も大きく、表情もつらそうでした。看護師側の介助負担も大きく、途方に暮れてしまいました。

スタンダードのケア

- **患者さんの身体状態に合わせたおむつの選択と当て方が重要である。**
- **拘縮のある方は、筋委縮や骨密度の低下をきたすため、無理なおむつ交換は骨折や摩擦・ズレによる褥瘡形成の原因にもなるため注意する。**

Key word おむつ／拘縮／軟便

私たち、こうしてます！

先輩ナースからのアドバイス

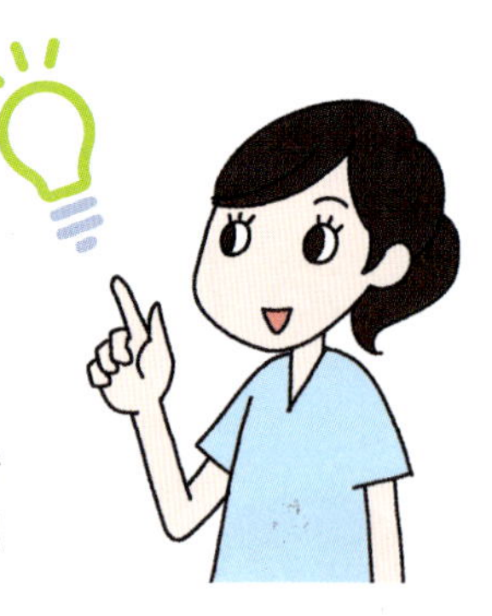

拘縮があるときは伝い漏れを防ぐ

おむつからの排泄物の漏れの原因は、おむつ自体のサイズが合っていないことや、インナーパンツの選択·当て方の問題などが考えられます。拘縮がある人はおむつのフィットが難しく、やせ型の人はパッドの当て方しだいで隙間ができやすいため、そこから排泄物が伝って漏れてくることが多いです。
患者さんの身体状態に合わせておむつを選択し、適切に当てることが大切です。特に拘縮がある人は、無理なおむつ交換が骨折や皮膚トラブルにつながるため注意します。

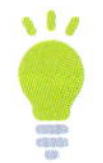

おむつ交換時の基本手技

1. おむつは腸骨の少し上の高さ、左右対称の位置になっているか？
2. インナーパンツは何枚も重ねていないか？（隙間の形成·蒸れによる皮膚トラブル予防のため）
3. おむつのギャザーは外向きになっているか？
4. インナーパンツはおむつのギャザー内に収まっているか？
5. おむつのウエストまわり、太ももまわりがきつすぎないか？ 指１本分入るか？

患者の身体状態に合わせたおむつの当て方

おなかまわりが細い場合	脚まわりが細い場合	身体全体が細い場合
上のテープを斜め下向きにする	下のテープを斜め上向きにする	上下のテープを交差させて止める
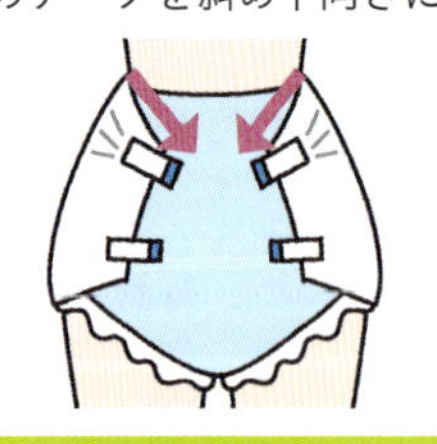	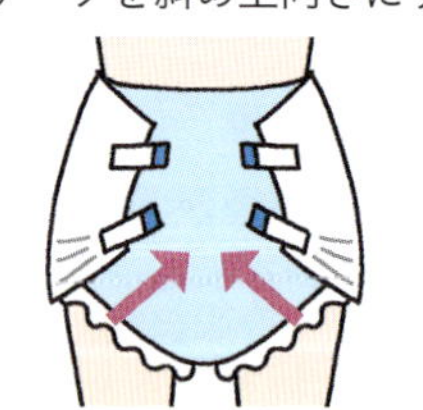	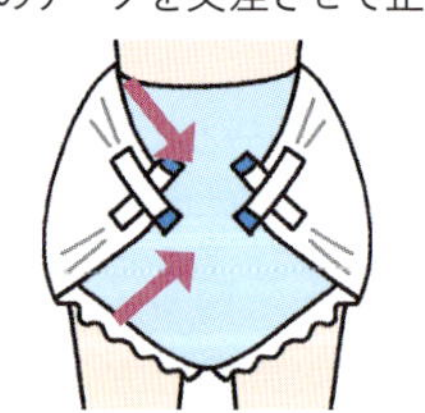

拘縮がある場合

- 無理に足を広げず、おむつを殿部から左右対称に当てる
- パッドとおむつを折りたたみ、足の隙間から出して、鼠径に沿わせ当てていく

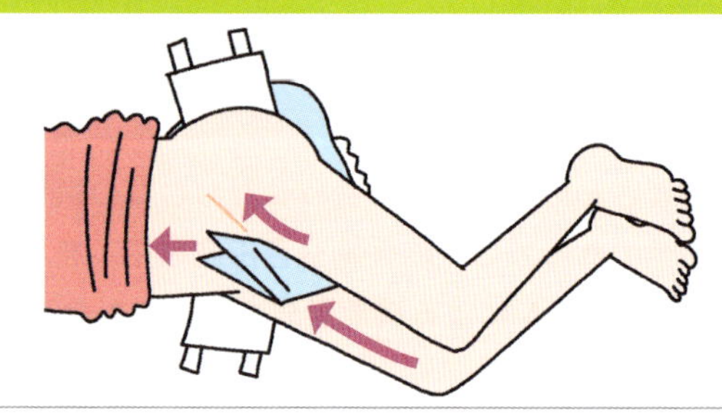

花王プロフェッショナル·サービス：おむつのあて方 テープ止めタイプ. https://pro.kao.com/jp/medical-kaigo/improvement/haisetsu-care/howto/howto_tape/（2024.6.10.アクセス）を参考に作成

Kさんのような**拘縮のある患者さんの尿漏れは、皮膚のしわに沿って伝い漏れることが多いため、漏れやすいところ（側臥位下側の鼠径部や大転子部）にインナーパンツやおむつを当てておくと、漏れにくくなります。** Point

また、るい痩体型の患者さんは、失禁関連皮膚炎（IAD）も起こすことが多く、治療のために、エモリエント製剤（ワセリン〈プロペト®〉・ジメチルイソプロピルアズレン軟膏〈アズノール®〉・亜鉛華軟膏など、皮膚から水分が蒸発するのを防ぐ製剤）を塗布しているケースもあります。その場合、軟膏成分がパッドに付着することで排泄物の吸収を阻害するため、**軟膏の上に肛門部に切り込みを入れた不織布ガーゼをかぶせ、吸収を阻害しないようにすることも大事です。** Point

インナーパンツより、おむつ自体の吸収量のほうが多いため、量が多いときは背部･前面部への伝い漏れ予防のために、アウターパンツだけでの対応も検討するとよいでしょう。

排泄物の吸収阻害を防ぐガーゼの当て方

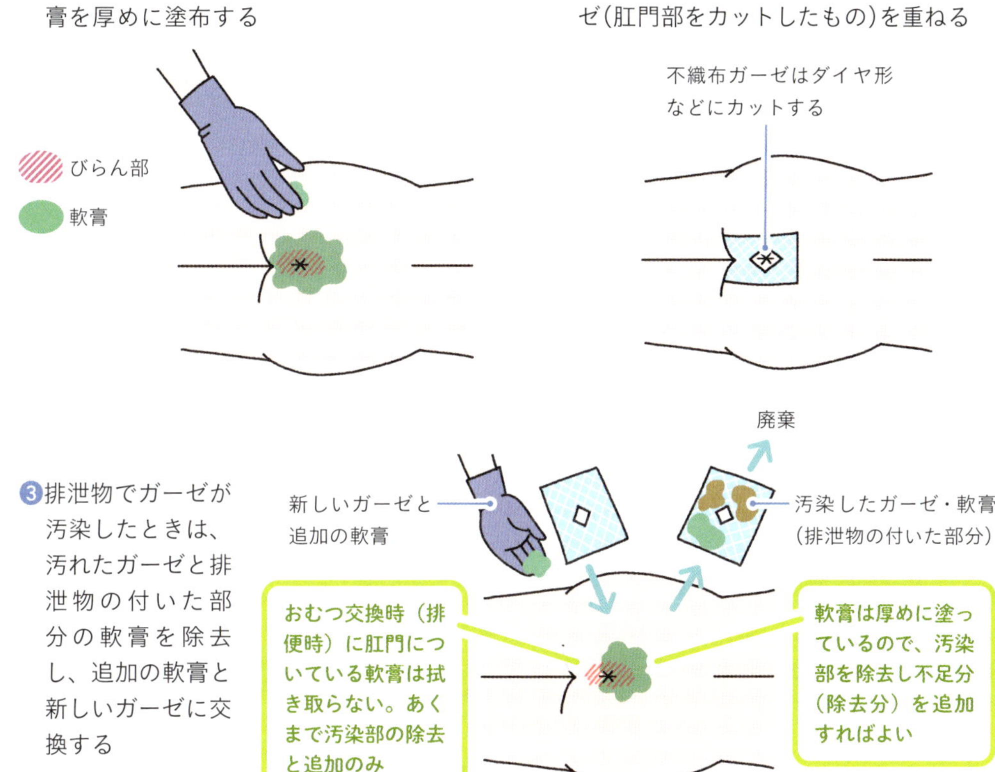

文献

1）岩瀬司：日々の疑問を解決！脳神経障害、麻痺患者さんのケア．エキスパートナース 2022；38（3）：86-106.

2）ユニ・チャーム株式会社：高齢者と介護者のための排泄ケアナビ．https://www.carenavi.jp/ja/home.html（2024.6.10．アクセス）

3）アルケア株式会社：ナース・介護者が知っておきたい おむつの選び方･使い方：おむつかぶれを防ぐケアの実際，ディアケア．https://www.almediaweb.jp/excretion/excretion-002/（2024.6.10．アクセス）

42 体格の違いに合わせたクッションの使い方がわからない

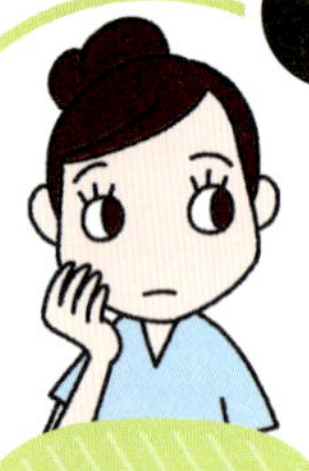

ココに困った…

看護師1年目
さくらさん

人工股関節置換術の手術後、ベッド上安静のLさん。やせ型で骨突出部位に発赤ができてしまっている。創部痛もあって体位変換の介助が必要なとき、Lさんにはどのようにクッションを使えばよいの？

担当する患者さんの情報

- Lさん、50歳代、女性。
- 左変形性股関節症に対して人工股関節置換術を行った。
- 既往なし。
- 体型はやせ型。
- 手術は問題なく終了し、帰室している。
- 手術後のためベッド上安静、膀胱留置カテーテル挿入あり。
- 創部痛により自身での体位変換は困難。

手術後のLさんに対して一般的なクッションの使い方で、30°側臥位に体位変換を行いました。
やせ型体型で骨突出もあるため、クッションを入れてもベッドへ接触してしまう部位があり、Lさんの体型に合わせたクッションの使い方を工夫する必要がありましたが、わかりませんでした。

スタンダードのケア

- **褥瘡が発生しやすい患者さんは、側臥位にしたほうがよいとされる。**
- **特に、接触面の広い背部や殿部で身体を支えることができ、体圧を分散させやすい「30°側臥位」をとれるように、クッションを用いてポジショニングする。**

Key word 体型／褥瘡予防／ポジショニング

私たち、こうしてます！

先輩ナースからのアドバイス

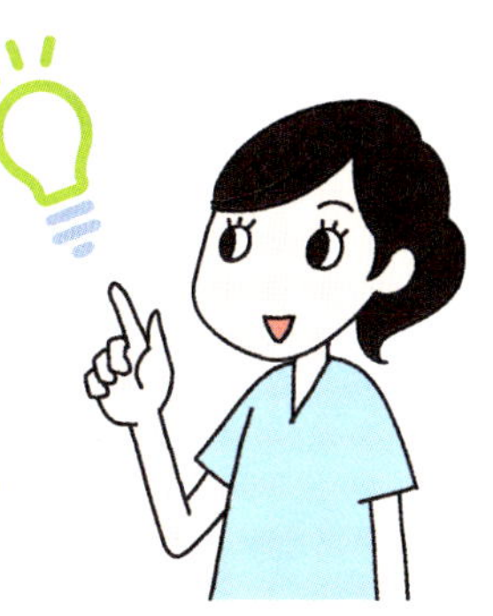

クッションを使って30°側臥位を保つ

患者さん自身の身体のみでは30°の側臥位を保持することは困難なため、**体格に合ったクッションを図のように当て、側臥位を保持できるようにしましょう。** 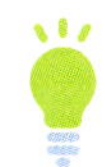 Point クッションを当てた後に肩の下や背部、殿部に手をいれて圧抜きをすることや、圧が掛かっていないか確認することも必要です。

体格の違いに合わせてクッションを当てる

患者さんの体格によって、圧のかかりやすい場所が違うため、体格の違いによりクッションの使い方は変わります。やせ型の患者さんは一般的な患者さんより骨突出があることが考えられ、スタンダードなクッションの使用方法では不十分となることがあります。むしろ殿部の筋肉は少ないため、**身体の下側になる腸骨部にも小さめのクッションを当て、骨が出っ張っている部位に直接圧がかからないよう工夫することも必要です。** Point
患者さんの体格に合ったクッションの使用方法は、一般的な考えから、その患者さんの圧は身体のどこにかかっているか、身体の苦しい場所はどこかを総合的に考えて、褥瘡を予防していく必要があります。

30°側臥位を保持するためのポジショニング方法

- 背部から殿部にかけて体格に合わせたクッションを当てる。
- 下肢を屈曲させる場合は、足の間にもクッションを挟み、体位を保持できるようにする。

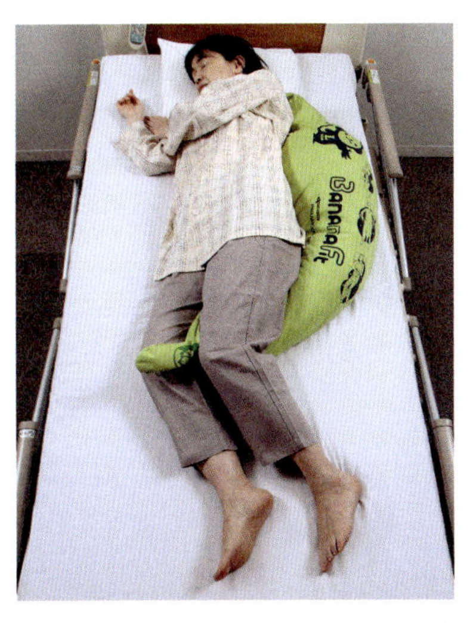

やせ型の患者へのクッションの当て方

- 骨の出ている骨突出部位がベッド床に当たらないようにする。

下側になる腸骨部に小さめクッションを当てる

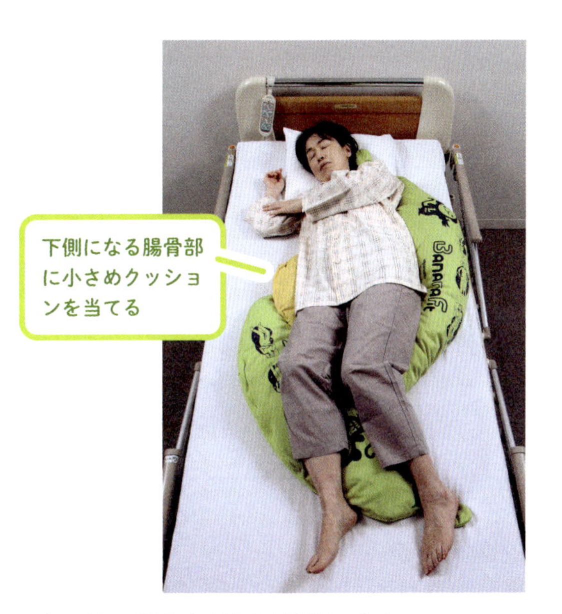

※撮影のため、ベッド柵を降ろしています。実際はベッド柵を適切に設置します（患者は撮影用モデル）。

43 拘縮があるときのポジショニング方法がわからない

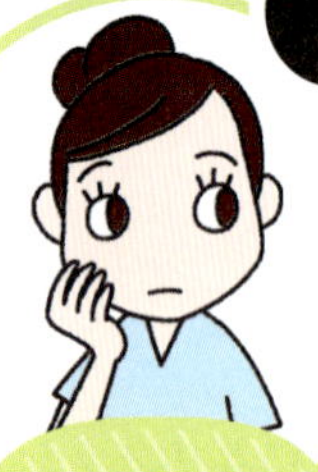

ココに困った…

看護師1年目
さくらさん

ベッド上安静で、既往にパーキンソン病のあるMさん。疼痛は自制内で経過できているが、両膝に屈曲位の拘縮がある。
褥瘡予防のためにポジショニングを行いたいけれど、どのようなクッションを入れたらよいのかな？

担当する患者さんの情報

- Mさん、60歳代、女性。
- ベッドから車椅子への移乗時に転倒し、腰椎椎体骨折で入院。
- 既往にパーキンソン病あり。
- 腰椎椎体骨折に対しては保存加療の方針。
- 骨折による疼痛は自制内。
- 自宅では寝たきりの生活となっており、両膝に屈曲位の拘縮あり、体型は普通体型。
- ベッド上安静、排泄は尿器介助。

スタンダードなケアのとおり、Mさんに仰臥位時は両膝にクッションを入れ、踵部に圧がかからないようにし、側臥位時には両膝の間にクッションを入れてポジショニングを実施しました。けれども、体位変換時に皮膚の状態を確認すると、踵部と足関節の内側に発赤ができていました。

スタンダードのケア

- **両膝が屈曲している場合、仰臥位では主に踵部を浮かせるようにする。**
- **側臥位では身体の下側や下肢が重なる部分に圧がかかるため、身体の重なる部位にクッションを入れて調整を図る。**

Key word 拘縮／除圧／褥瘡予防／ポジショニング

私たち、こうしてます！

先輩ナースからのアドバイス

拘縮があるときはクッションを複数用いる

拘縮により、関節に過度な力が入ってしまっている患者さんでは、姿勢の保持に加え、圧がかかっている部位の除圧や、身体同士の接触による圧迫を予防できるようにポジショニングをすることが必要です。
膝の拘縮が強いMさんの場合、仰臥位時は姿勢を保持できるように両膝にクッションを入れますが、そのままでは拘縮の強い患者さんでは踵部がベッドへ接地してしまい、圧がかかってしまうことがあります。そのため、**膝窩だけではなく、下腿や足関節にも隙間を埋めるように小さなクッションを入れ、踵に圧がかかるのを予防する必要があります。** Point
側臥位時の場合は同様に、両膝の間にだけクッションを入れるのではなく、**下腿部や足関節の接触する部位にも小さなクッションを入れて、身体の重なりを予防しましょう。** Point
患者さんに合うクッションがない場合は、バスタオルやフェイスタオルを使用して身体の隙間を埋めることを意識し、除圧や身体の重なりを予防することもできます。

仰臥位時のポジショニング

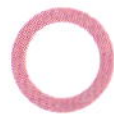

よい例

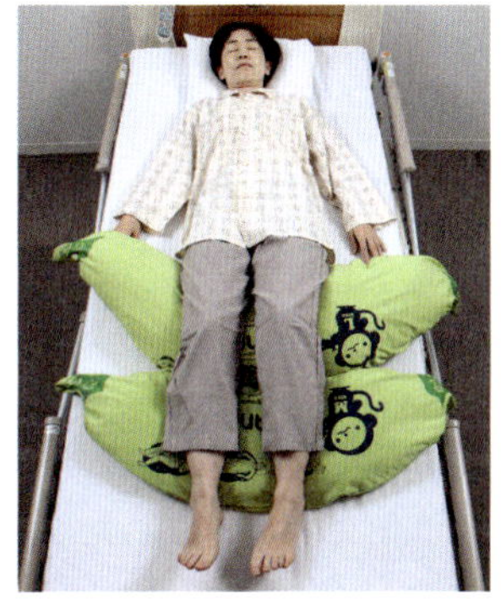

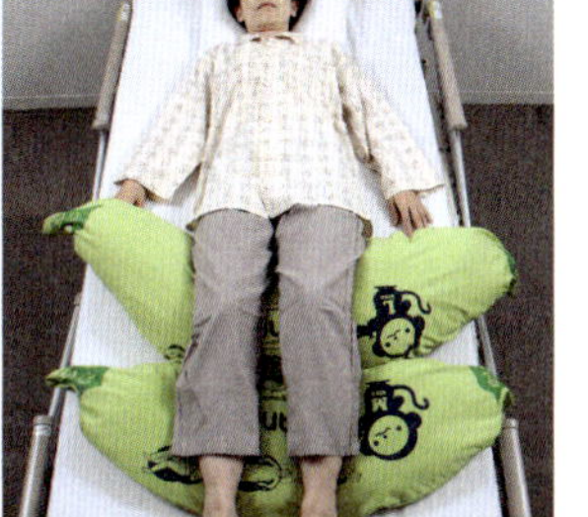

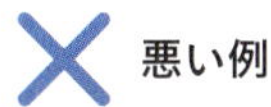

悪い例

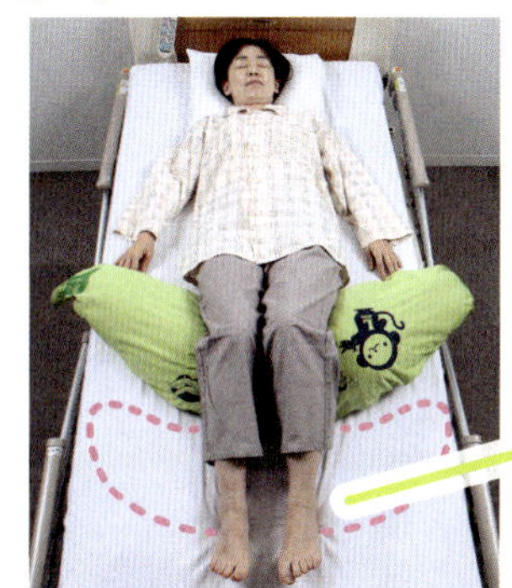

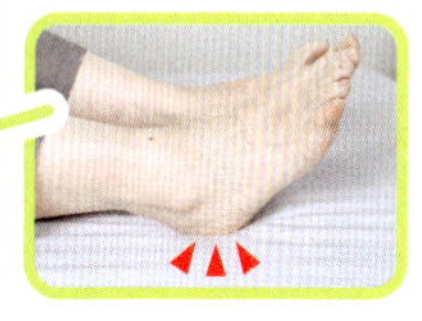

- 下腿部にクッションを入れないと、踵がベッド床に当たってしまう。

側臥位時のポジショニング

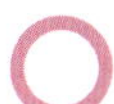

よい例

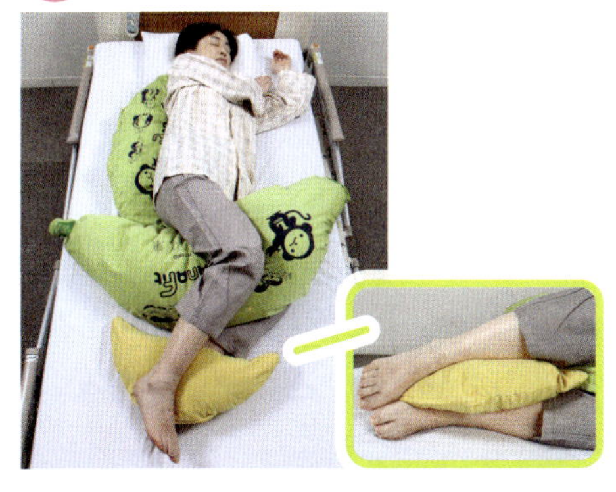

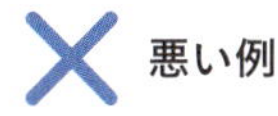

悪い例

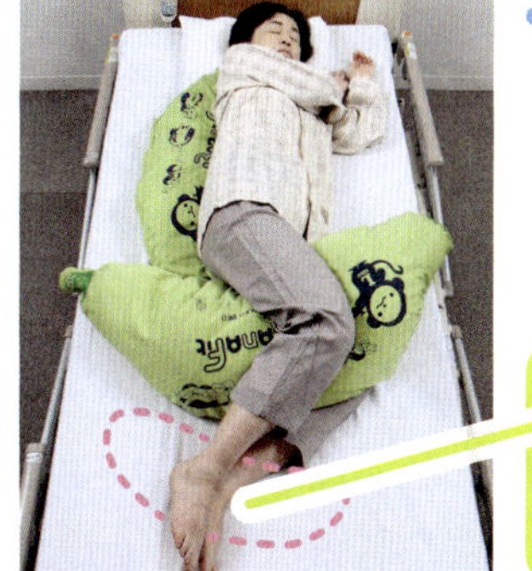

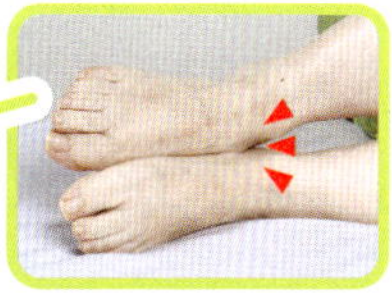

- 足関節のすき間にクッションを入れないと、左右の関節（くるぶし）が当たってしまう。

※撮影のため、ベッド柵を降ろしています。実際はベッド柵を適切に設置します（患者は撮影用モデル）。

44 褥瘡を予防するために体圧分散マットレスを使うべきかわからない

ココに困った…

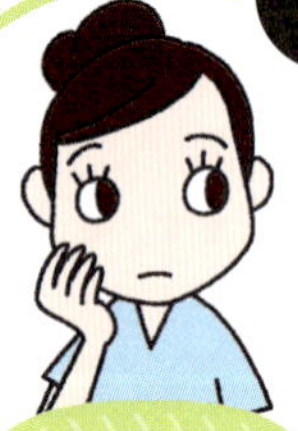

看護師１年目
さくらさん

ベッド上安静で、骨突出もあるＮさん。疼痛もあって、自己体動は難しそう。年齢は若く、膀胱留置カテーテルも挿入されている。
褥瘡予防のために体圧分散マットレスを使用するべき…？

担当する患者さんの情報

- Ｎさん、50歳代、女性。
- 交通外傷による骨盤、左上肢、両下肢の骨折による入院。
- 既往に関節リウマチあり。
- 骨盤骨折に対しては、骨折観血的整復術を施行。左上肢と両下肢はシーネ固定。
- 今後、上肢と下肢の骨折に対しては手術予定。
- 体型はやせ型、背部と殿部に骨突出あり。
- ベッド上安静、膀胱留置カテーテル挿入あり。

Ｎさんに体圧分散マットレスを使用してみると、褥瘡発生は予防できていました。しかし、骨突出があり、同一体位では発赤もできてしまうので、体位変換や除圧の必要があると考えられました。また、Ｎさんからは「食事などで起き上がった際に、身体が沈み込んでしまう」との発言もありました。

スタンダードのケア

- **ベッド上安静で自己体動が困難かつ、やせ型で骨突出もあり、褥瘡発生リスクが高いとアセスメントできるときは、体圧分散マットレスを使用する。**
- **手術や病態により長期に日常生活自立度がCとなる患者や、すでに持続する発赤のある患者で、褥瘡の発生や悪化のリスクがある場合も体圧分散マットレスを使用するとよい。**

Key word 褥瘡発生リスク／苦痛緩和／体圧分散マットレス

私たち、こうしてます！

先輩ナースからのアドバイス

目的や生活に応じてマットレスを選択する

「褥瘡予防・管理ガイドライン」[1]では、褥瘡発生リスクがある患者さんに対しては標準マットレスではなく、**高仕様フォームマットレスや電動式体圧分散マットレスを使用することが推奨**されています。
褥瘡発生リスクのアセスメントを行い、高リスクの患者さんには体圧分散マットレスを使用します。今回の事例のように自身での体動が困難な場合や、麻痺、仙骨の骨突出がある場合には、同一体位となる時間も長くなるため、体圧分散マットレスの使用を検討しましょう。食事のときなどベッド上で座位になる場合は、体圧分散マットレスを使用していると身体がマットレスへ沈み込んでしまい、腰痛や体勢が不安定となることがあります。そのようなケースでは、日中は体圧分散マットレスの設定をハードタイプへ変更し、就寝時にはソフトタイプへ変更するなど、**患者さんの生活リズムに合わせて体圧分散マットレスの設定を変更するようにしましょう**。Point
また、すでに褥瘡がある患者さんであれば、褥瘡の悪化や新規の褥瘡発生を予防するために、体圧分散マットレスを使用する必要があります。特に殿部や背部に褥瘡がある場合は、ベッドアップした際に体圧分散マットレスを使用していても圧がかかり、褥瘡治癒も遷延してしまいます。そのため、**身体の両サイドにクッションを入れ、除圧する方法を選択してもよいでしょう**。Point

体圧分散マットレス上での除圧の姿勢

ベッドアップ前

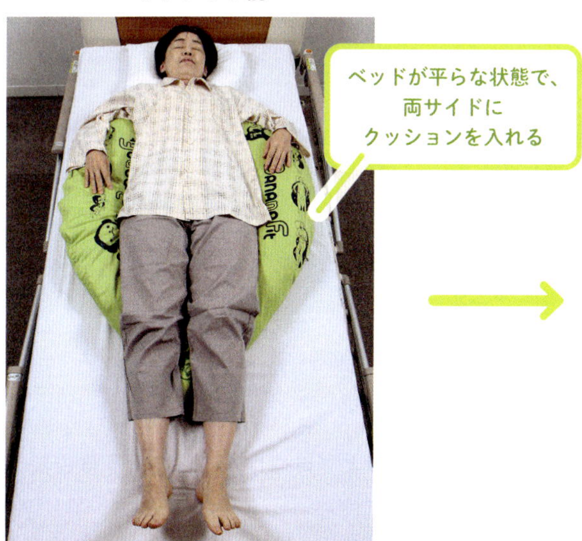

ベッドアップ後

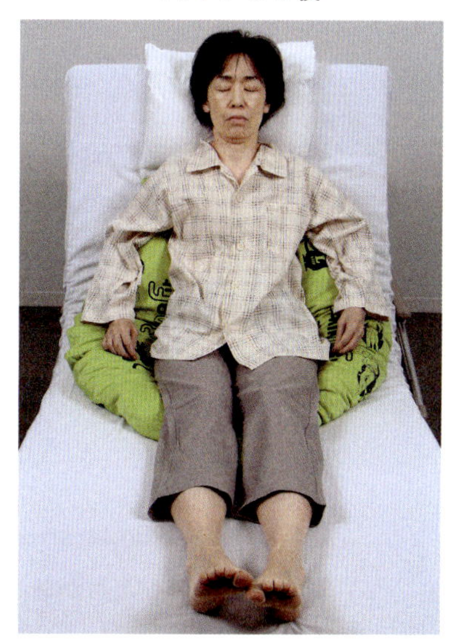

※撮影のため、ベッド柵を降ろしています。実際はベッド柵を適切に設置します（患者は撮影用モデル）。

文献

1）日本褥瘡学会編：褥瘡予防・管理ガイドライン 第5版．照林社，東京，2022．

45 ログロール法で体位変換するとき、枕が使えない

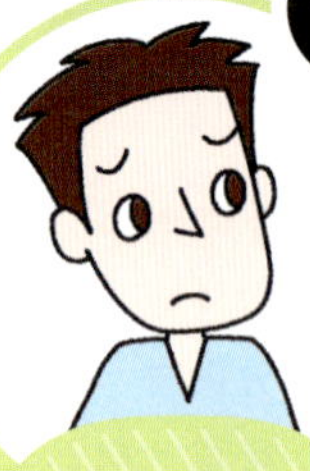

ココに困った…

若手看護師
ひじりさん

胸腰椎の骨折により、体動時に疼痛があり自己体動が困難なOさん。体位変換時はログロール法で実施するよう指示があるけれど、通常どおりに体位変換用枕を入れていいのかな？

担当する患者さんの情報

- Oさん、50歳代、男性。
- 転落外傷による胸腰椎骨折のため入院。
- 骨折による脊髄損傷疑いあり（両上下肢のMMT 4）。
- 既往なし。
- 胸腰椎骨折に対しては今後、手術予定。
- 普通体型、身長は180cm。
- ベッド上安静、膀胱留置カテーテル挿入あり。
- ログロール法での体位変換の指示あり。

医師の指示や脊椎の骨折、脊髄損傷のリスクを考え、Oさんにログロール法で体位変換を実施しました。しかし、使用する枕がOさんの身長や体型に合わず、上半身と下半身をひねってしまう可能性があり、本人からも疼痛の訴えがありました。身長の高い患者さんだと、フィットする体位変換用枕の用意がなく、困りました。

スタンダードのケア

- **脊椎の骨折や脊髄損傷の疑いのある場合は、医師よりログロール法で行う体位変換の指示が出ることがある。**

Key word 脊椎損傷／ログロール法／体位変換

私たち、こうしてます！

先輩ナースからのアドバイス

タオルケットを活用して体位変換できる

〇さんのように患者さんに合った体位変換用枕がない場合は、無理に既存の枕を使用するのではなく、タオルケットなどで身体に合ったものを準備するのも1つの手法です。タオルケットを丸めて固定することで、患者さんの身長や脊椎の安静保持が可能な体位変換用枕として活用できます。Point

ログロール法での体位変換時は、看護師1人ではどうしても上半身や下半身がずれてしまいます。無理に1人で実施するのではなく、患者さんに上半身と下半身を同時に動かすことを説明したうえで、上肢の動く患者さんであれば柵を把持してもらうなど、協力を得るようにします。もしくは、看護師2名以上で行うようにするとよいでしょう。患者さんの身体の下にバスタオルなどを敷いておくと、より安定した体位変換が可能です。Point

ログロール法

- 下足身体を1本の丸太に見立て、患者の頭部・脊椎の動きを最小限にして、頭部や上半身、下半身のずれが生じないように体位変換を行う。

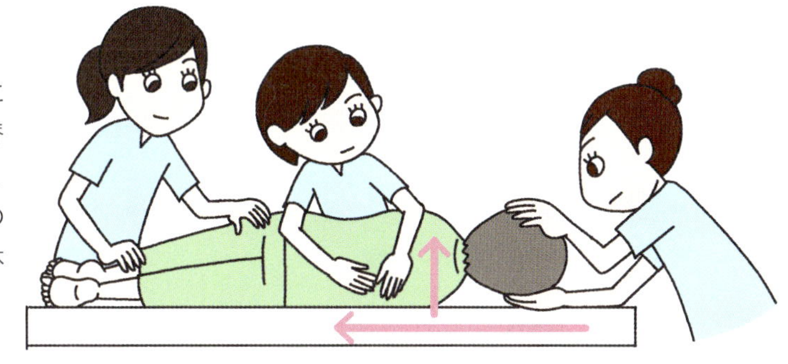

タオルケットを体位変換用枕に活用した体位変換

- 身長が高いなど、既存の体位変換用枕が合わないときに活用できる方法。
- 胸腰椎骨折、骨盤骨折などログロール法を必要とする患者に用いる。

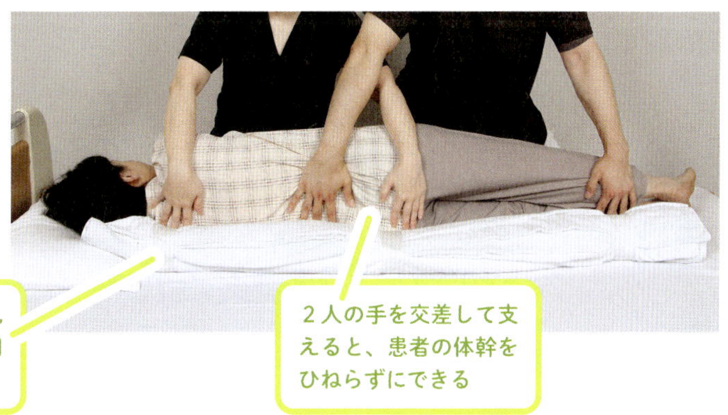

※撮影のため、ベッド柵を降ろしています。実際はベッド柵を適切に設置します（患者は撮影用モデル）。

6 ポジショニング

46 エンゼルケアのとき、体液が漏れた場合は詰め物をすべきか迷う

ココに困った…

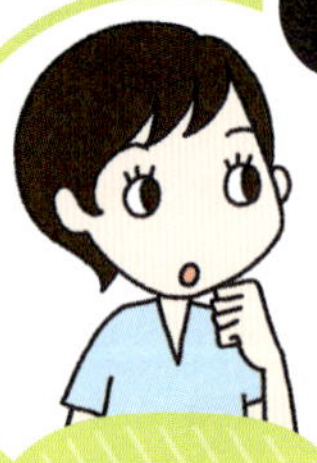

若手看護師
アンナさん

最近は詰め物をしないことが多いけれど、体液が漏れないためには詰め物はしたほうがよいのかな？上肢や下肢も浮腫によって滲出液がみられるけれど、詰め物ができない部位はどうしたらいいの？

担当する患者さんの情報

- Ｐさん、80歳代、女性。
- 誤嚥性肺炎の診断で入院。
- 感染症の既往なし。
- 絶飲食管理で補液、抗菌薬投与していた。
- 体型はやせ型だが、上肢や下肢に浮腫があり滲出液がみられる。
- 播種性血管内凝固症候群（DIC）、敗血症を合併し、看取りとなる。

Ｐさんは感染症の既往はありませんでしたが、標準予防策をとったうえでエンゼルケアを行いました。しかし、口腔内や浮腫がある部位から、滲出液など体液がみられ、どのように対応したらいいか、家族への説明はどのように行ったらよいか困ってしまいました。

スタンダードのケア

- **標準予防策（スタンダードプリコーション）をしてエンゼルケアを実施する。**

Key word 終末期／エンゼルケア／詰め物／浮腫

私たち、こうしてます！

先輩ナースからのアドバイス

フィルム材やパッドを用いてケアを行う

感染症の有無にかかわらず、標準予防策で患者さんのケアを行うことがとても大切です。

漏液は、生体機能が停止したことにより、体内に貯留した水分などが流れ出る体液や血液を指します。以前は体液が漏れないよう詰め物をすることが多かったですが、吸収できる量も少なく、栓の役割を果たさないことや、詰め物をしなくても80～90%の方には漏液は起こらないという調査報告[1]もあります。

ご遺体は凝固機能も失われるため、止血もできなくなります。今回のPさんのように口腔内から体液がみられるときは、**口腔ケア時に強いブラッシングは避けながら、できる範囲で吸引し、口腔内の汚れを取ることで臭気対策になります**。Point また、皮下出血もきたしやすい状態なので、**点滴ラインやドレーンを抜去した後は、しっかり圧迫して、ガーゼやフィルム材などで保護しましょう**。Point

Pさんは浮腫からの滲出液もみられていました。**滲出液が出てしまう範囲が広いときは、パッドを当てて吸収を図る方法もあります**。Point パッドの交換や滲出液を拭うときは、ゴム･ビニール手袋の使用や、使用したものは袋に入れて処分するなど、家族にも説明しておくと安心できるでしょう。

エンゼルケアは故人の外見を整え、生前の面影を保つことによって故人の尊厳を守り、家族のグリーフケアにもつながる大切なケアです。

死後に起こる身体変化

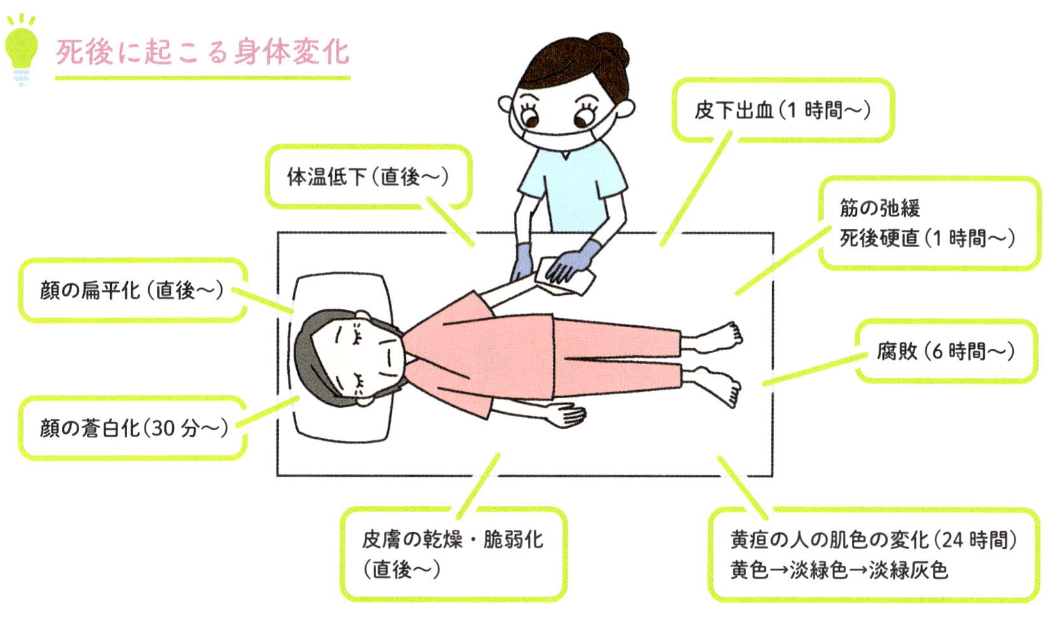

文献

1）平井陽子，香河洋子，村上一枝：エンゼルケア後の身体状況変化の実態調査-エンゼルケア変更後3か月間の中間報告-．鳥取赤十字病医誌 2009；18：13-16.

2）小林光恵：説明できるエンゼルケア．医学書院，東京，2011.

3）宮下光令，林ゑり子編：看取りケア プラクティス×エビデンス 今日から活かせる72のエッセンス．南江堂，東京，2018.

47 切迫早産で乳房マッサージをできないときのケアがわからない

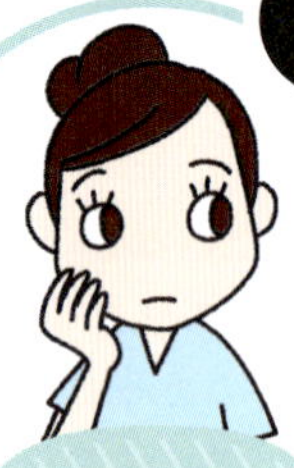

ココに困った…

看護師1年目
さくらさん

乳房緊満感と乳房の痛みがあるため、乳房マッサージをしたほうがよいかと質問があった。切迫早産で入院中なので、乳房マッサージは子宮収縮増加の原因となるため行えません。このような場合、どのようなケアを行えばいいの？

担当する患者さんの情報

- Aさん、30歳代、女性。
- 妊娠25週、1経産、第1子は2年前に骨盤位のため帝王切開術で出産。
- 切迫早産にて入院、安静治療中。
- 第1子は完全母乳､妊娠を機に卒乳。
- 昨日より乳房緊満感があり、本日より乳房全体の痛みが出現。
- 乳房の状態は熱感や発赤はなく、硬結はない。

切迫早産で入院中のAさんのもとへ向かいました。するとAさんは昨日から乳房緊満感と今日になって痛みが出てきたと言いました。乳房の状態を確認しましたが熱感や発赤はなく、硬結もありませんでした。
Aさんは第1子の授乳中、乳房緊満があるときにクーリングを行ったがよくならなかったため、乳房マッサージのほうが効果はあると考えていました。
乳房マッサージを行うと切迫症状が増悪すると思い、乳房のクーリングを勧めましたが、Aさんから「効果がないのでは？」と言われ、どうしたらよいか困りました。

スタンダードのケア

- **切迫早産や帝王切開で出産予定など、医師から安静を指示されているなかで乳房緊満感が強い場合、乳房マッサージは行わず、乳房のクーリングを勧めてみる。**

Key word 乳房マッサージ／切迫早産／子宮収縮

私たち、こうしてます！

先輩ナースからのアドバイス

乳房マッサージは切迫症状を促すリスクがある

乳房マッサージを行うと、子宮を収縮させるオキシトシンというホルモンが分泌されます。そのため、切迫早産で入院中のＡさんにとって、乳房マッサージによって子宮収縮が増え、切迫症状が増悪する恐れがあります。
まず、Ａさんに乳房マッサージを行ってはいけない理由を説明し、理解を得ることが必要です。また、妊娠中の乳房の張りは、胎盤から分泌されるエストロゲンとプロゲステロンというホルモンが関係しています。これらのホルモンは、乳房を発達させるはたらきのほかに、母乳が分泌されるのを抑えるはたらきがあります。
そのため、授乳中と違って妊娠中の乳房緊満は一時的なことが多く、何もしなくても落ち着くことが多いです。授乳中とは異なる状態であることをＡさんに説明し、理解を得るようにします。
乳房緊満が強く、痛みを伴う場合には乳房のクーリングを行い、様子をみましょう。Point
乳垢がある場合には、乳頭マッサージなどで刺激したりせず、お風呂などで軽くこすったり、オイルなどでふやかした後に、やさしく拭き取るようにしましょう。Point
痛みが治まらない場合や、痛みが強くなったり、硬結がある場合は、他の疾患の可能性も考えられるため、医師に相談するよう伝えましょう。

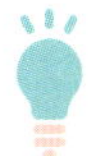

乳房のクーリング方法

- 乳房の痛みが強い部分や発赤、熱感、硬結がある部分に、水で濡らしたタオルを当て、乳房を冷やす
- 保冷剤を使用してクーリングする場合、過冷却や凍傷の可能性もあるため、保冷剤をタオルで巻くなどの注意も必要
- 衣服が濡れる可能性もあるため、さらにその上からビニール袋を使用することも考えるとよい

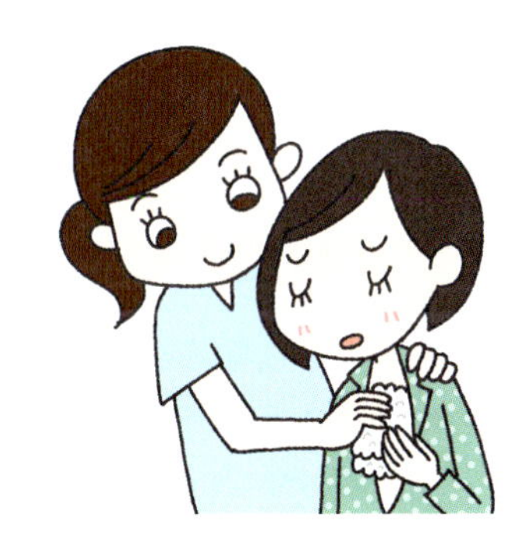

48 断乳中の乳房痛を緩和する方法がわからない

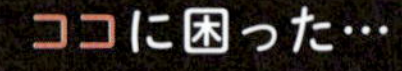

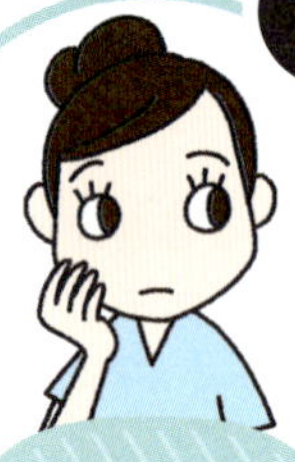

看護師１年目
さくらさん

夜勤時、産褥３日目のＢさんが乳房緊満感と乳房の痛みを訴えた。乳房を観察すると乳房全体が硬く、熱感もあった。乳房マッサージを希望されたけれどクーリングで対応したところ、改善がみられず、Ｂさんの精神状態も不安定になってしまった。

担当する患者さんの情報

- Ｂさん、20 歳代、女性、初産婦。
- 分娩停止のため帝王切開にて出産、産褥３日目。
- うつ病合併にて向精神薬を多剤服用中。
- 妊娠中から精神科医師より産後は断乳するようにいわれており、Ｂさんも産後精神状態が不安定になることを心配し、断乳しようと決めていた。
- 初乳はあげたいという本人の希望で出産当日のみ授乳を行ったが、産後の精神状態の安定を図る目的で産褥１日目から断乳、乳房ケアは行っていなかった。

Ｂさんは断乳中であり、乳房マッサージを行うことで、乳房緊満が増悪する可能性がありました。さくらさんは乳房マッサージはせず、タオルを水で濡らし、乳房を冷やすようＢさんに伝えました。しばらくしてＢさんからナースコールがあり訪室すると、涙を流しながら「全然よくならない。つらいから、なんとかしてほしい」と言われました。クーリングでは改善がみられず、Ｂさんは乳房の痛みにより精神状態が不安定となっていました。乳房緊満が増悪しており、早急に対処する必要がありましたが、他の対処法が思い浮かばず、困ってしまいました。

スタンダードのケア

- **断乳中に乳房緊満が強くなった場合は、まず乳房のクーリングを勧めてみる。**

Key word 乳房マッサージ／精神疾患／断乳

私たち、こうしてます！

先輩ナースからのアドバイス

クーリングと圧抜きで乳房痛を緩和する

吸啜やマッサージにより乳頭や乳房が刺激されることで、脳から母乳をつくるプロラクチンと母乳を出すオキシトシンというホルモンが分泌されます。したがって、乳房マッサージの刺激により、母乳が生産され、乳房緊満が増悪する可能性があります。

Bさんの場合、断乳しているため、マッサージによる乳房への刺激は最小限にしなければなりません。母乳生産の抑制を図り、痛みを抑える目的で乳房のクーリングは効果的です。

しかし、クーリングだけでは改善がみられない場合、乳房の圧抜きを行ってみましょう。

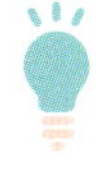
Point 圧抜きとは乳房全体を軽く圧迫し、母乳を少量出し、乳房緊満を軽減させる方法です。強く圧迫したり、母乳を出しすぎたりすると刺激となり、さらに乳房緊満が強くなる可能性があるので注意が必要です。

少し緊満が軽くなった程度で圧迫をやめ、母乳の生産を抑制する目的ですぐに乳房をクーリングします。保冷剤では過冷却や凍傷の恐れがあるので、冷たい水で濡らしたタオルでクーリングを行います。圧抜きはやりすぎに注意し、乳房が痛くなったら行うようにし、徐々に回数を減らしていきましょう。その他に、断乳の方法としてカベルゴリンという薬剤を使用することもあります。

乳房の圧抜き方法

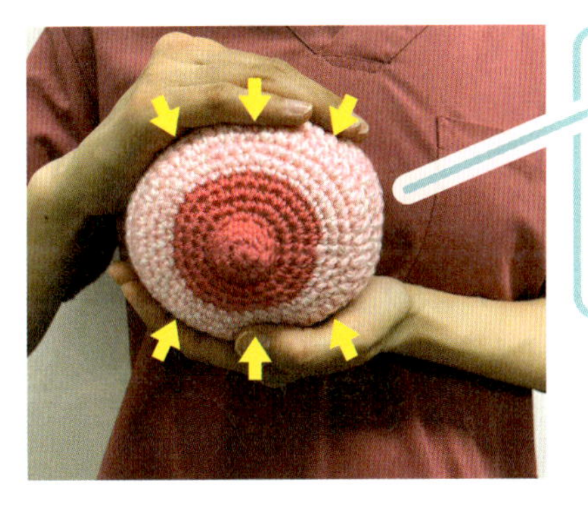

あらゆる方向から乳房全体を軽く圧迫し、母乳を少量出す。
過度に強く押すことや、母乳の出しすぎには注意する（写真は乳房モデル）。

豆知識　母乳分泌を抑制するカベルゴリン

カベルゴリンには、母乳の分泌を抑制する効果があります。産後1.0mgを1回のみ経口投与します。カベルゴリン内服後、薬剤の成分が体内からなくなるのは、約10日間程度かかるといわれています。

カベルゴリンを内服したら、必ず授乳をしてはいけないというわけではありませんが、カベルゴリン内服による母乳への薬物の移行や、赤ちゃんへの影響について、はっきりしていないことが多いため、母乳は与えないよう伝えることが多いです。

ただし、次の出産後の母乳栄養には影響はありません。

授乳中の食事に関する情報提供が難しい

ココに困った…

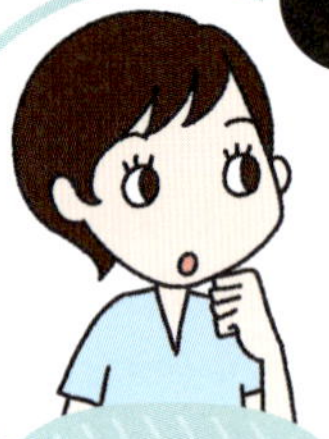

若手看護師
アンナさん

Cさんに退院前の保健指導を行っていると、インターネット上のさまざまな情報を見て食事に関する質問があった。バランスよく何でも食べてよいと伝えたけれど、その答えだけでは不安が解消されず、Cさんは泣き出してしまった。

担当する患者さんの情報

- Cさん、30歳代、女性。
- 初産婦、経腟分娩にて出産。
- 産褥5日目で本日退院予定。
- 性格は神経質で真面目。
- 妊娠中より不安も強く、質問が多くあった。

アンナさんは、Cさんに授乳中に食べてはいけないものはなく、バランスのよい食事を心がけるよう伝えました。するとCさんは「インターネットには脂っこいものや甘いもの、乳製品を摂らないようにと書いてありました。カフェインもよくないとあったけれど、本当になんでも食べて大丈夫なんですか？　赤ちゃんに影響があるのではないかと思うと心配です」と泣き出してしまいました。
Cさんはインターネットからさまざまな情報を得て、食事に対する不安が増強していました。アンナさんは正しい情報を詳しく伝える必要がありましたが、一般的な情報を伝えるだけにとどまり、かえって不安を増強させてしまいました。

スタンダードのケア

- **授乳中に食べてはいけない食べ物はなく、バランスのよい食事を心がけるよう伝える。**

Key word 授乳期／食事／栄養

私たち、こうしてます！

先輩ナースからのアドバイス

食事が母乳に影響を及ぼすことはない

以前は、乳腺炎の原因となるため、脂質や糖質の多い食べ物や乳製品は控えるよういわれていました。しかし現在は、授乳中に摂取した食事が母乳に影響を及ぼすといった根拠はないといわれています。
そのため、食事を制限して摂取カロリーを減らしたり、食べたいものをがまんしてストレスを感じるより、しっかり食事を取って、心身ともに健康に過ごすことが母乳にとってよいとされています。授乳は、想像以上にたくさんのエネルギーを消費します。そのため、授乳中は妊娠前よりも＋350kcal多く摂取するのがよいとされています。授乳中はエネルギー補給が重要となるため、主食中心のバランスのよい食事を摂取するよう伝えましょう。

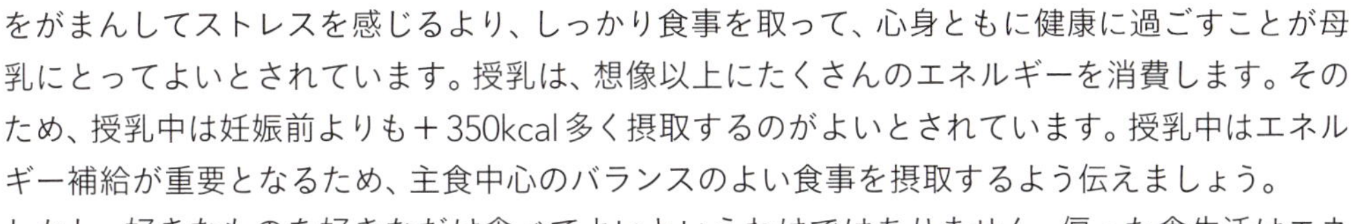

しかし、好きなものを好きなだけ食べてよいというわけではありません。偏った食生活はエネルギー不足となって、疲れやすくなったり、体調不良の原因になります。
ただでさえ、産後は出産の疲労、育児による寝不足、慣れない育児へのストレスなどから体調を崩しやすい時期です。母乳栄養は健康が第一です。１日２回以上、主食、主菜、副菜を組み合わせたバランスのよい食事を摂取するよう指導しましょう。Point

エビデンスのある正しい情報を伝える

授乳とアレルギーに関連する不安について、厚生労働省は「授乳・離乳の支援ガイド（2019年改定版）」[1]のなかで「子どもの湿疹や食物アレルギー、ぜんそく等のアレルギー疾患の予防のために、妊娠及び授乳中の母親が特定の食品やサプリメントを過剰に摂取したり、避けたりすることに関する効果は示されていない。子どものアレルギー疾患予防のために、母親の食事は特定の食品を極端に避けたり、過剰に摂取する必要はない。バランスのよい食事が重要である。」と示しています。
また、前述したように、食事が母乳の質や量に影響を及ぼすといった根拠はないといわれています。そのため、これを食べたら母乳の出がよくなる、あるいは、これを食べたら母乳の質が悪くなるといったことはありません。ある特定の食品を過剰に摂取したり、制限したりするよりも、バランスのよい食事と十分な水分摂取を心がけるよう説明しています。授乳中の食事に関する情報は日々変化しています。インターネット上ではさまざまな情報があふれているため、患者さんは混乱し、不安を抱きます。そのため、最新のガイドラインを確認し、正しい情報を保健指導などで伝えるようにしましょう。Point

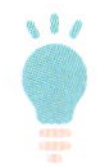

保健指導で伝えたい授乳中の食事に関するポイント

- 主食を中心としてバランスよく食べる
- １日２回以上、主食、主菜、副菜を組み合わせる
- 食べたいものをしっかり摂って、心身ともに健康に過ごす

文献

1)「授乳・離乳の支援ガイド」改定に関する研究会：授乳・離乳の支援ガイド（2019年改訂版）．厚生労働省，2019：19．https://www.mhlw.go.jp/content/11908000/000496257.pdf（2024.6.10.アクセス）

50 経腸栄養時の胃液の取り扱いがわからない

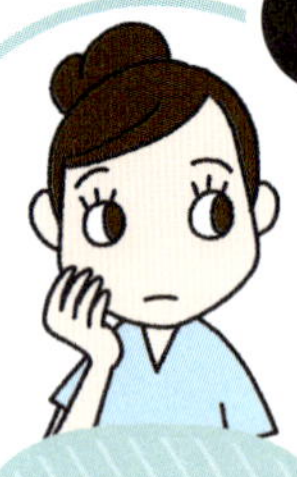

ココに困った…

看護師1年目
さくらさん

2人同時に経腸栄養を行い、同量の注入・時間だったが、注入前の指示が異なった。Dちゃんは注入前に引いた胃液は戻す指示だが、Eくんに対する指示はなかった。同じ年齢、同じ注入なのに、指示が違うのはなぜ？

担当する患者さんの情報

（1人目）
- Dちゃん、7か月、女児。
- 腸閉塞で腸閉塞解除術を実施、現在は術後5日目。経鼻胃管よりミルクの注入開始となった。
- 消化吸収は問題なく、腹部症状が落ち着いていることから、本日よりミルクを100mLに増量予定。

（2人目）
- Eくん、7か月、男児。
- 急性脳症で、脳保護治療終了後に嚥下が進まず、経鼻胃管より経腸栄養剤の注入が開始となる。
- 注入は問題なく消化吸収できており、経腸栄養を増量し、本日より100mLになる予定。

2人とも指示どおり、注入の胃液量を確認すると、いずれも20mLでした。Dちゃんの場合、胃液量が20mLで、それ以上は差額分を注入するように指示がありました。そのため、胃液20mLを胃内に戻し、指示の量から20mLを引いた80mLを注入しました。Eくんでは、胃液量は30mLでしたが、そのまま廃棄し、指示量の100mLを注入しました。そもそも、2人とも注入の指示は同じなのに、胃液量による指示の違いがあることに疑問をもっていましたが、胃液量の確認後、腸蠕動音の確認はせずに、そのまま注入を行ってしまいました。先輩から注入量の違いと腸蠕動音について質問がありましたが、胃液を戻す指示があるケースが初めてで答えられませんでした。

スタンダードのケア

- **胃液は、消化吸収ができているか、経鼻栄養チューブが胃内にあるかを確認のために使用するもので、ほとんど指示もなく廃棄することが一般的である。**

Key word 経腸栄養／小腸閉塞／急性脳症／小児

私たち、こうしてます！

先輩ナースからのアドバイス

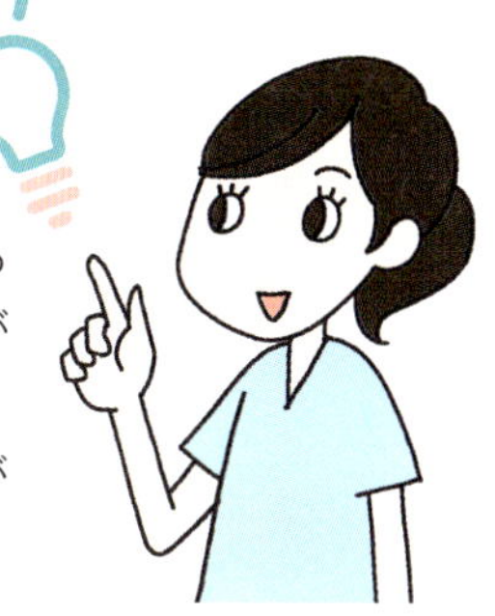

経腸栄養とは、経鼻胃管を使用して胃や腸に直接栄養剤を投与する方法で、必要な栄養を確実に投与することができ、誤嚥のリスクが減少します。
まずは、なぜ同じ年齢の患者さん２人の経腸栄養の指示に違いがあったのか、考えてみることが大切です。

消化吸収を確認したいDちゃんの場合

消化管の疾患なので、しっかり消化吸収できていることを確認することがとても大切です。注入量を増やすには、電解質バランスや消化吸収を確認しながら進めていくことが必要です。
本来であれば毎日でも採血を行い、電解質バランスを確認しながら注入量を変更したいところですが、低年齢であることからもそれは望ましくありません。
また、消化吸収が追いつかずに胃液量が多いときには、他の薬剤などを使用するよりも、自身の胃液のほうが電解質バランスは乱れにくいことも挙げられます。そのため、自身の胃液を戻しつつ、胃腸を動かしていくことを目標に、病状に合わせて注入を始めます。

注入量を増やしたいEくんの場合

Eくんは嚥下に問題はあるものの、消化吸収による問題はありません。そのため、注入量を上げていくことで、さらなる消化吸収を促すために、胃液量は関係なく、全量を廃棄し、注入をしっかり行っていくことが必要になります。

胃液を確認する

胃液の確認をする場合、量だけではなく性状も観察していきます。
例えば、黄色い排液（胃液）の場合は十二指腸から逆流した胆汁の可能性があり、胃腸の動きが悪いときに腸に分泌された胆汁が逆流してきていることが考えられます。
また、血液が混じり、淡血性やコーヒー様の排液（胃液）がみられる場合は、ストレスや何かの原因で口腔内〜胃で出血していることも考えられます。
その際には医師に報告し、相談しましょう。

腸蠕動音を確認する

腸蠕動音の確認は絶対に必要ではありませんが、できれば行うことが望ましいです。
今回の事例では、徐々に注入量も増えてきており、定期的に医師がX線撮影で腹部の確認を行っているため、基本的に問題はないといえます。しかし、腸閉塞後などは再発することもあるため、確認が必要です。Point
また、手術後や重症患者で腸が動いていない状態で、腸を動かすことを目的にわざと少量を注入することもあります。その場合は、通常以上に腹部症状に注意しましょう。Point

51 在宅での経腸栄養管理について退院指導がうまくできない

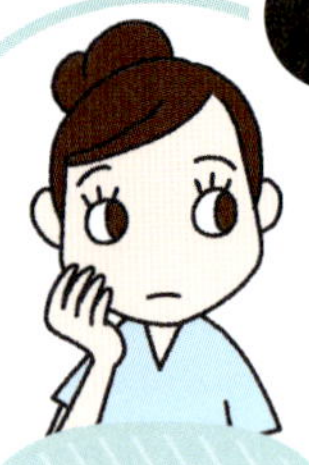

ココに困った…

退院に向けて、両親に注入指導を開始したが、両親の不安がとても強く、質問が多い。
「最後の白湯は何mL投与する？」「帰宅後の消毒方法はどうするの？」など、在宅での管理について、両親からの質問に何も答えられなかった。

看護師１年目
さくらさん

担当する患者さんの情報

- Ｅくん（50と同一人物）は嚥下が進まず、在宅でも経腸栄養が必要になるため、両親への注入指導を開始した。
- Ｅくんの両親は初めてのことにとても慎重で、不安なことは必ず質問し、納得してからではないと動くことができない性格。ひととおりできるようになったので、見守りで３回目の指導を行う。

さくらさんは、なんとなく退院指導を行ってしまい、根拠をもって説明できませんでした。病院で行っている方法を伝えればよいと思ってしまい、「在宅ではどうするか？」という視点を忘れていました。

スタンダードのケア

- ミルクまたは経腸栄養剤を全量注入した後に白湯を流す。チューブ内にミルクなどが残り、固まってしまう、閉塞するなどのトラブルを予防する。
- チューブは白湯を流して洗浄し、次亜塩素酸ナトリウム液（ミルトン®など）につけ置き、または食器用洗剤などで洗い、乾燥させてから使用する。

Key word 経腸栄養／洗浄方法／小児

私たち、こうしてます！

先輩ナースからのアドバイス

退院前、不安がとても強い家族に注入指導を行う際には、「在宅ではどう行ったらよいか」を理解したうえで伝えることが大切です。

経腸栄養後の白湯を流す量は決まっていない

心臓疾患や水分制限を行っている患者さんなどを除き、基本的に経腸栄養後の白湯の投与量は明確には決まっていません。

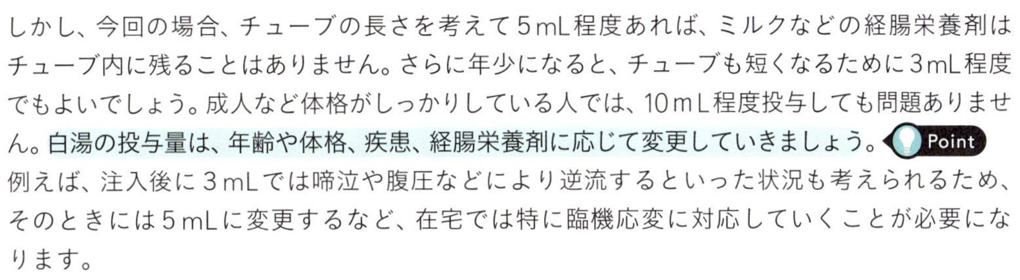

しかし、今回の場合、チューブの長さを考えて5mL程度あれば、ミルクなどの経腸栄養剤はチューブ内に残ることはありません。さらに年少になると、チューブも短くなるために3mL程度でもよいでしょう。成人など体格がしっかりしている人では、10mL程度投与しても問題ありません。白湯の投与量は、年齢や体格、疾患、経腸栄養剤に応じて変更していきましょう。Point
例えば、注入後に3mLでは啼泣や腹圧などにより逆流するといった状況も考えられるため、そのときには5mLに変更するなど、在宅では特に臨機応変に対応していくことが必要になります。

経腸栄養後の消毒は食器類と同様に

入院中は感染予防の観点などから、各施設で洗浄方法が決められているでしょう。また、多くの経管栄養チューブのメーカー各社は、単回使用を推奨しています。しかし、在宅で使用する場合は、経済面などを考えるとそういうわけにもいきません。
そのため、基本的には食器や哺乳瓶と同じように考えます。哺乳瓶で消毒が必要な3か月までは、次亜塩素酸ナトリウムなどによる消毒が必要になります。離乳食が始まるころまでは消毒を行い、その後は食器用洗剤を使用し、自然乾燥させて使用します。Point
チューブ内で経腸栄養剤が固まった場合は、酢酸を使用したり次亜塩素酸ナトリウム液につけて消毒する施設もありますが、つけ置きをすると経腸栄養セット自体がもろくなってしまい、接続部分の破損につながることもあります。そのため在宅では、食器や哺乳瓶と同様の扱いをしてもらうことが望ましいです。

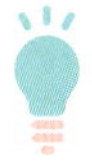

経腸栄養セットとチューブ

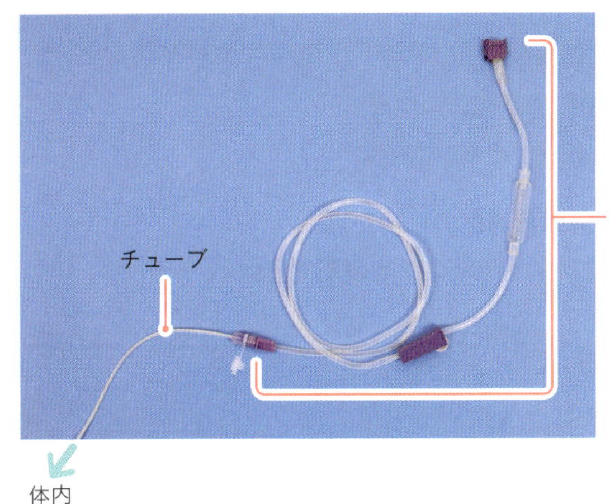

52 ミトンや拘束帯によるMDRPUを予防したい

ココに困った…

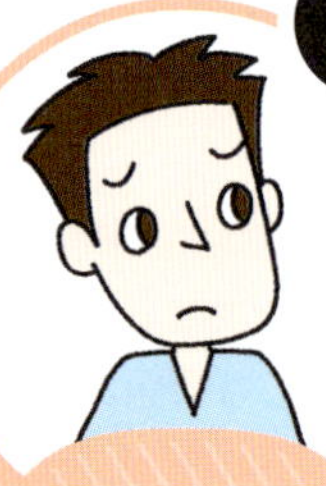

若手看護師 ひじりさん

Aさんはミトンを付けているけれど、体動が激しく手首が赤くなっている。痛そうだけれど、何かできる対策はあるのかな？

担当する患者さんの情報

- Ａさん、80歳代、男性。
- 食道がんと診断され入院。
- 場所や日付などが不明瞭で、見当識障害あり。
- 絶食で点滴加療を受けている。
- がん性疼痛の鎮痛薬を点滴投与しているが、すぐに抜去してしまう。薬剤効果がみられるまで、一時的に上肢の拘束を行った。
- 上肢の拘束を外そうと体動が活発である。

ひじりさんはクッション材を用意し、直接皮膚に貼付しました。その後、ケア時に貼付部の皮膚を観察したところ、皮膚の発赤は改善がみられませんでした。
スタンダードな方法で皮膚を保護したつもりが、摩擦により皮膚の発赤は改善しませんでした。

スタンダードのケア

- **外力低減ケア（クッション材による外力低減ケア）を行う。**
- **皮膚にずれや圧迫の有無がないか、フィッティングを観察する。**

Key word クッション材／摩擦／圧迫

私たち、こうしてます！

先輩ナースからのアドバイス

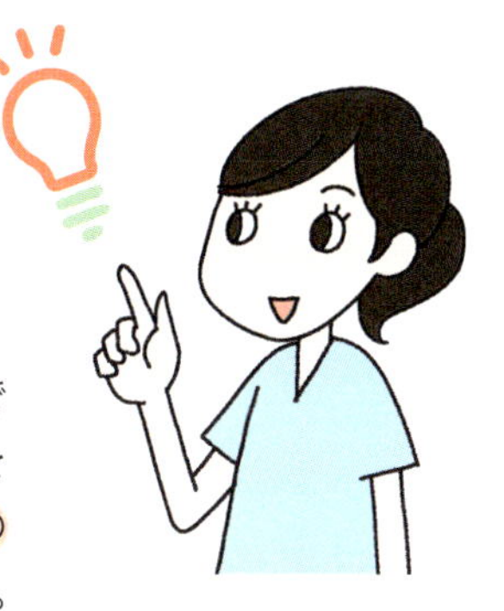

MDRPU予防には外圧低減ケアを取り入れる

ミトンや拘束帯のみで使用することは、体動の激しい患者さんでは手首に摩擦が生じ、手首周囲の擦過傷や発赤などの皮膚損傷を引き起こすことがあります。医療関連機器褥瘡（MDRPU）予防のためのクッション材による外力低減ケアを行うことが大切です。

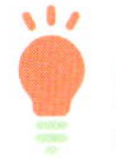
Point

あわせて、ミトンや拘束帯を使用する理由をAさんに説明することが大切です。

皮膚が脆弱になると皮膚損傷をきたしやすいため、皮膚の保湿を行うことが必要 Point です。そのうえで、皮膚の上にクッション材などを使用し、ミトンや拘束帯をさらに重ねて使用しましょう。

そのほか、フィッティング（ゆるすぎ、締めすぎ）や、皮膚の十分な観察と毎日の拘束を行っていくことが大切です。ケアや検温などでベッドサイドに訪室したときは、拘束を一時的に解除することや、皮膚の観察（発赤、疼痛、掻痒感、しびれの有無、皮膚の乾燥の程度）とミトン、拘束帯のゆるみの程度など確認をしていくことが大切です。

MDRPU予防に活用できるクッション材と不織布ガーゼ（一例）

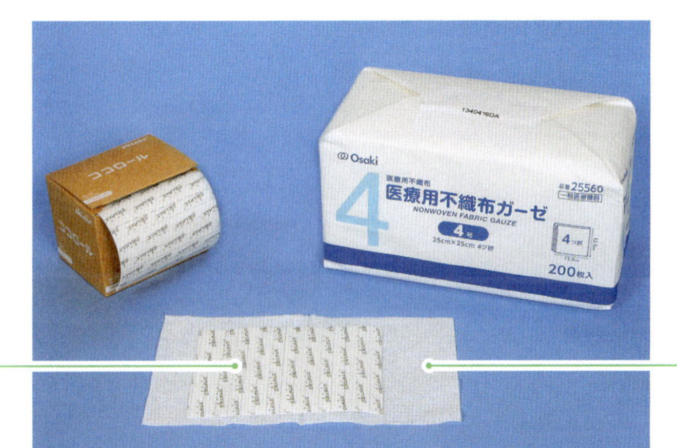

クッション材	不織布ガーゼ
● 圧迫が気になるところへ事前に貼付することで、圧迫を減圧できる ● 使用するぶんだけカットできる ● 粘着テープ付き ● 肌に直接つけると、摩擦で皮膚損傷を起こす	● 通常のガーゼと比較して、保水性や吸水性にすぐれている ● 不織布ガーゼを皮膚に装着することで滑りがよくなり、摩擦を予防できる ● 不織布ガーゼとクッション材を活用し、外力からの摩擦や圧迫を予防する

クッション材を用いた外力低減ケア方法

❶不織布ガーゼにクッション材をカットし、貼付する

❷皮膚の上に不織布ガーゼ＋クッション材を巻く

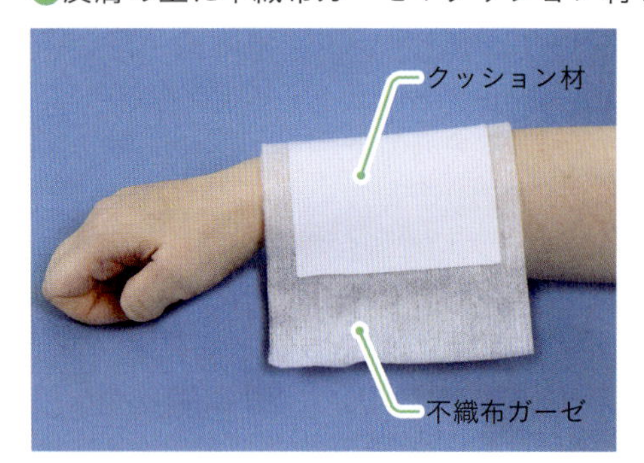

❸❷の上に、ミトンまたは拘束帯（守り帯）を装着する

ミトン

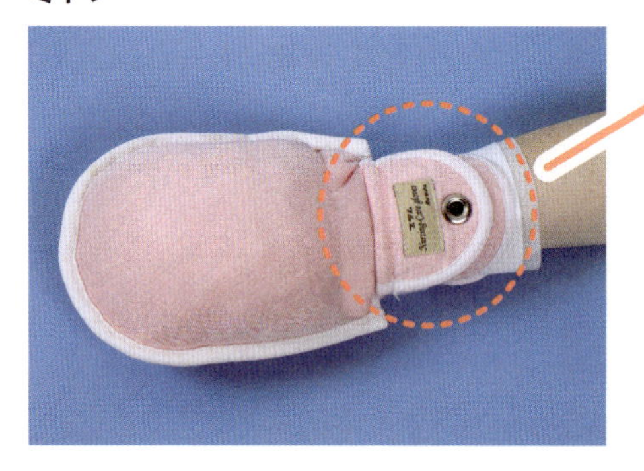

締まる部分に
クッション材が
当たるように
セッティングする

拘束帯

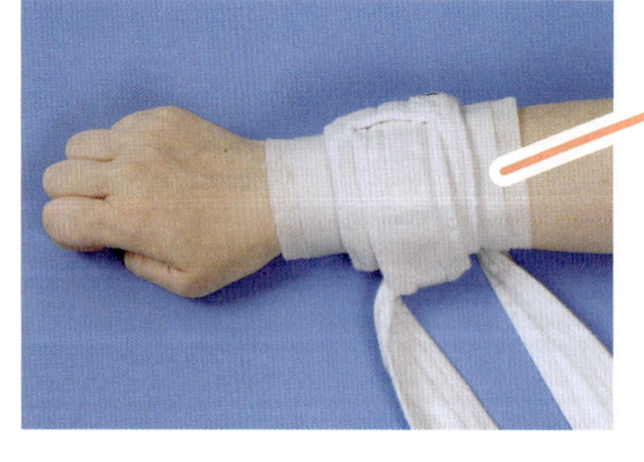

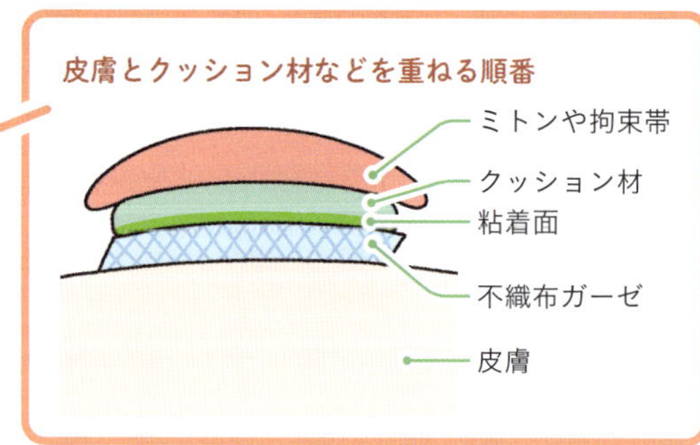

53 転落防止帯を使うタイミングがわからない

ココに困った…

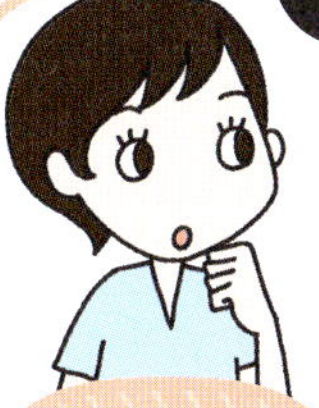

若手看護師
アンナさん

手術後で、ベッド上安静のBさん。夜勤の受け持ちだけれど、1人で起き上がってベッドから降りようとしている。転落のリスクもあるし、どうしたらいいの？

担当する患者さんの情報

- Bさん、80歳代、女性。
- 卵巣腫瘍で入院、全身麻酔にて腹腔鏡下の卵巣手術を施行。
- 転倒歴により頸部大腿骨骨折の既往歴あり。
- 術後はベッド上安静、翌朝に安静解除となる予定。
- 理解力低下により安静保持が困難。
- 持続の点滴あり。

アンナさんは、Bさんに繰り返し安静度の説明を行いました。しかし、理解力が乏しいことにより安静保持が困難でした。起き上がる行動だけでなく、ベッドから降りようとしていたので、転倒・転落の危険性があると判断して、Bさんの安全を守るためにも訪室回数を増やし、可能な限り交代してBさんに付き添いました。
しかし、その対処だけでは足元から降りようとして、転落する危険性があると悩んでしまいました。

スタンダードのケア

- **身体拘束の三要件→P.143に基づいて、まず身体拘束の必要性を検討する。**
- **その後、身体拘束開始のめやすに基づいて判断していく。**

Key word 安全／多職種／身体拘束の三要件

私たち、こうしてます！

先輩ナースからのアドバイス

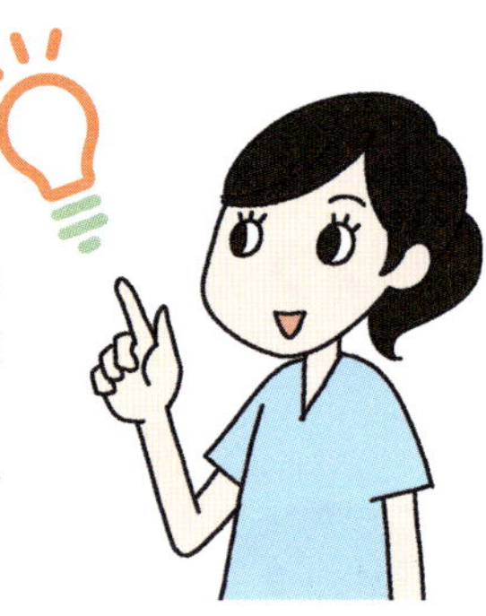

身体拘束は人間の尊厳を尊重するために、本来は行ってはならない処置であることを共通の認識とします。そのうえで、身体拘束を行わないことで患者さんの生命や健康に重大な危険が想定され、かつ、これを防止する有効な方法が身体拘束以外にない場合に限り、適切な手続きに基づいて行うことが許されています。

身体拘束実施を判断する

身体拘束をする際は、患者さんの安全確保または治療のためなのか、目的を明確にします。問題行動への対処を行い、その身体拘束の方法は患者さんの安全を確保するものか再確認をしていきます。使用する身体拘束具は適切であるのか、判断に困ったら先輩に相談しましょう。

身体拘束開始のめやす

- 下記のうち、１つでも該当する場合は問題行動への対処を行い、多職種で検討し、身体拘束を実施するか判断する。
- 使用する製品を説明書どおりに使用する。

- 治療に必要な点滴ルート、各種ドレーン、気管内チューブなどを抜去するリスクが高い
- 転倒・転落のリスクが高い
- 創部汚染リスクがある
- 自傷・他害のリスクが高い
- その他、患者生命の危険、疾病の悪化・回復遅延のリスクが高い

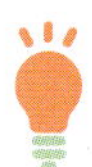

問題行動が起こりやすい主な条件

- **年齢**：高齢であり、チューブやドレーンがあることの不安
- **環境**：環境変化によるせん妄
- **身体状況**：排泄に行きたい
- **治療**：手術後の疼痛

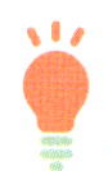

身体拘束の前に検討したい危険回避方法

- Bさんがなぜベッドから降りようとするのか、アセスメントを行う。

不安時	● 看護師が寄り添い、安心を提供する(ベッドサイドへ行き、治療後の安静度やチューブ・ドレーンの説明を行い、不安の有無など患者の訴えを傾聴する) ● 患者が看護師へ物事を依頼しやすいように、コミュニケーションを図り信頼関係を構築する
疼痛時	● 疼痛時に使える薬剤があることを事前に説明し、疼痛をがまんしないように伝える ● 術後の疼痛は、安楽な体位や冷温罨法、疼痛時の薬剤を使用し、コントロールを図る
環境要因	● ベッドの高さを低くし、床面に転倒防止マット(緩衝マット)を使用する ● ベッドを壁側に設置し、転落するスペースを最小限にする ● 視認性を重視したベッドの配置にする
不眠時	● 夜間の睡眠状況を把握したうえで、日中の活動量を調節し、生活リズムを整える ● 不眠時には睡眠薬を使用し、夜間に十分な睡眠を確保できるようにする
排泄	● 排泄パターンを把握し、排泄誘導を行う

身体拘束具は複数人で選択する

身体拘束具を選択するときは、2人以上で判断、選択します。
今回、Bさんでは転落防止帯を使用しましたが、患者さんや家族への説明を行い、同意を得ることが重要です。また身体拘束を開始後は、その方法が妥当であったのか多職種で話し合いを行い、代替案はないのか検討し、評価していきます。
身体拘束を実施することで、心身機能の低下をきたしやすいため、早期解除ができるような医療者の行動や配慮が大切です。 Point

豆知識 転倒・転落リスクのある患者さんへの予防策

術後の高齢者でせん妄などから転倒・転落リスクがある患者さんには、あらかじめ下記の対応を行うことも予防につながります。

- ベッドサイドへカレンダーを掲示する
- 日付のわかる置時計を設置し、見当識を保てるようにする
- 患者さんへ挨拶をするときは、朝、昼、夕などの時間を伝える
- テレビやラジオなどを利用し、感覚刺激を保つようにする
- 窓際でもよいので日光を浴び、夜間の睡眠確保につなげる(睡眠ホルモンのメラトニン増加)
- できる限り同じスタッフが担当し、周囲の環境変化を最小限にする

54 ベッド側の転落防止帯を1人で装着する自信がない

ココに困った…

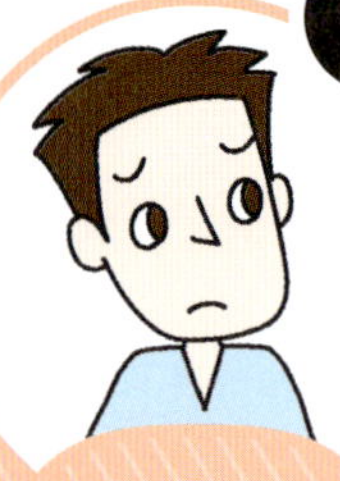

若手看護師
ひじりさん

食道がん手術後の安静が守れず、医師より転落防止帯装着の指示があったAさん。この間、ベッドを上げたら転落防止帯が裂断しそうになった。いつもは先輩と一緒に行うから、1人では自信がなくて不安だな。転落の危険性もあるから、安全のためにも早く装着しないと…。

担当する患者さんの情報

- Aさん、80歳代、男性（52と同一人物）。
- 食道がんと診断され入院、手術を施行。
- 場所や日付など不明瞭で見当識障害あり。
- 絶食で点滴加療を受けている。
- 手術後でベッド上安静であるが、起き上がりベッドから降りようとしている。

ひじりさんは、先輩のやり方を見よう見まねで行い、緊張のあまりに転落防止帯の取付ベルトをベッドフレームに巻きました。
翌朝、転落防止帯を装着したままベッドを挙上したところ、ベッドの床板がゆがみ、さらにはパテントボタンがベッド柵に当たり、外れてしまいました。他の患者さんへ当たるリスクもありました。

スタンダードのケア

- **転落防止帯（セグフィックス®）の装着時はマットレスを持ち上げ、転落防止帯の取付ベルトをベッドの床板に巻き込むように通して固定する。**

Key word ベッド柵／パテントボタン／安全

私たち、こうしてます！

先輩ナースからのアドバイス

取付ベルトはベッドの床板へ固定する

転落防止帯を装着する際は、取付ベルトの２重裏地金属リングへあらかじめ「パテントピン」と「パテントボタン」を取り付けます。そして、患者さんの腰の高さに腰部ベルトをセットしてから取付ベルトを床板へ通す手順にするとスピーディーにできます。 Point

転落防止帯の取付ベルトをベットフレームに装着した場合、ベッドを挙上したときにベッドの床板が曲がるなど、ベッドの破損につながります。そのため、正しく安全な装着が重要です。

腹部装着時には、腹部と転落防止帯の間は少し余裕をもって片手が入る程度で固定します。この際、腹部固定が脇に当たり、皮膚障害がみられることもあるので注意しましょう。

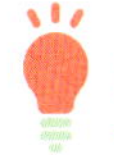

転落防止帯の安全な設置・取り付け方法

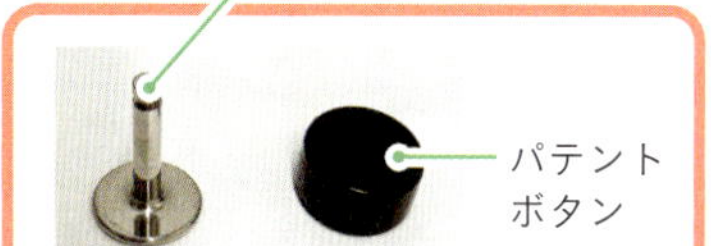

- ベッドへの取り付けやベルトの装着時に使用する
- ピンにボタンを差し込むことでロックできる

○ 正しい取り付け

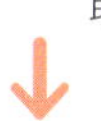

①ベッドの床板の穴にベルトを通し、ベッドの床板に装着する

取付ベルト

取付ベルトは真横になるよう曲がらないようにする

↓

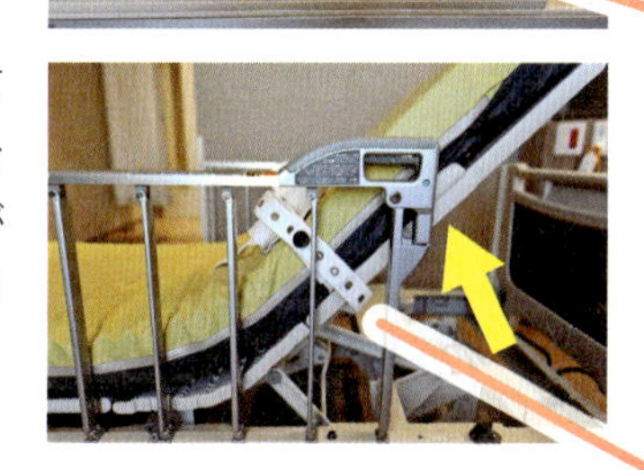

②フレームに固定をしていないため、ベッドを挙上しても床板が曲がることなく安全にできる

転落防止帯の取付ベルトを床板に通すときは、遊びを持たせずに設置する（ゆるめに固定すると、床板が曲がることがある）

✕ 誤った取り付け

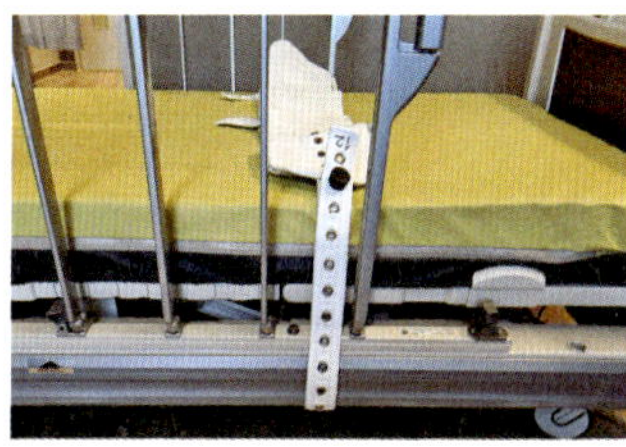

①ベッドのフレームにベルトを装着する

↓

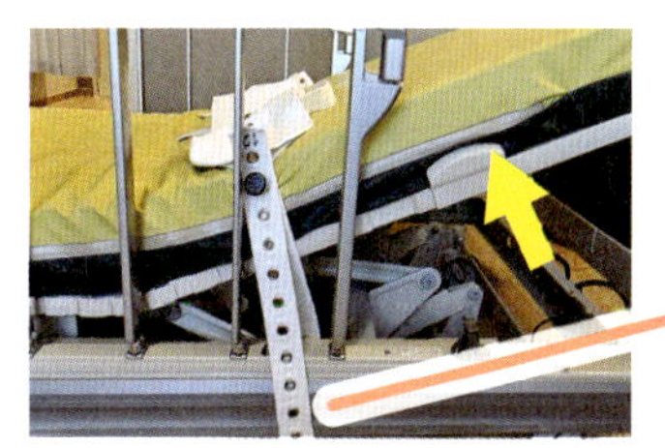

②ベッドを挙上することで床板が曲がることがある

取付ベルトが断裂する可能性もある

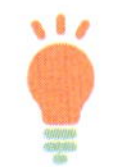

パテントボタンの位置

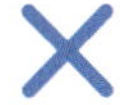

正しい位置

- ベッド柵にパテントボタンが当たらないように設置する。
- マットレスの上にあると安全である。

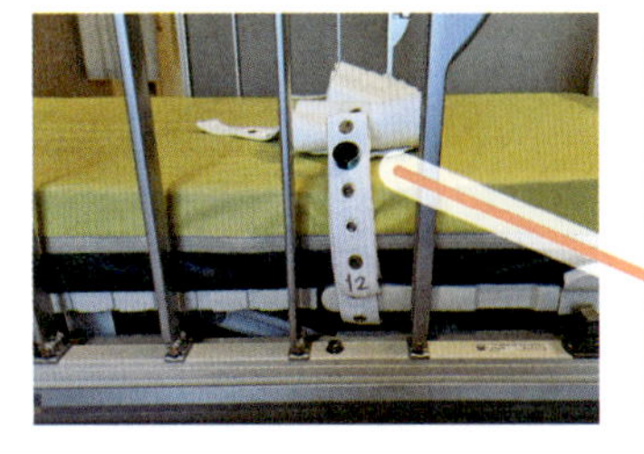

- 取付ベルトは三重までしかパテントボタンで固定しないようにする
- 四重にするとパテントボタンが締めにくく、外れやすくなる

誤った位置

- パテントボタンがマットレスの横にある。

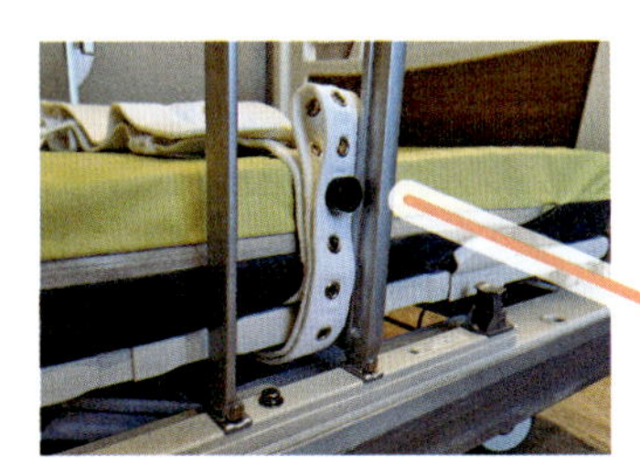

- ベッドを挙上したとき、パテントボタンがベッド柵へ当たり、ボタンが外れることがある
- ベッド柵を下げたとき、パテントボタンに当たり、ベッド柵が下がりづらい

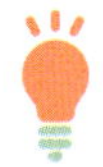

取り付け時の注意ポイント

- ベッドの床板の穴に通すときは、取付ベルトを折り曲げないようにする。

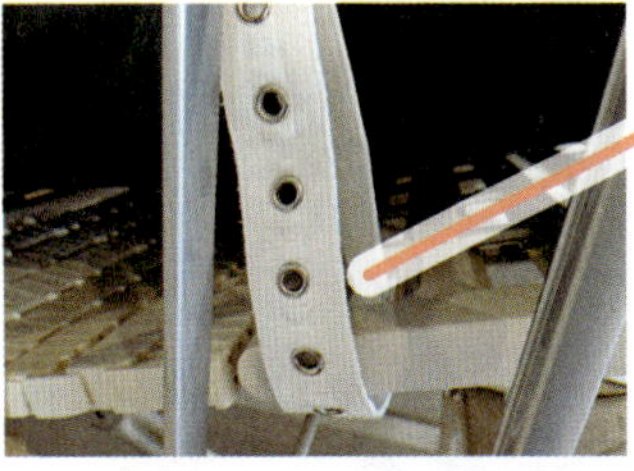

取付ベルトの端を折り曲げてしまうと取付ベルトが破損しやすくなる

- ベッドの床板にあるプラスチック部の穴は使用しない。

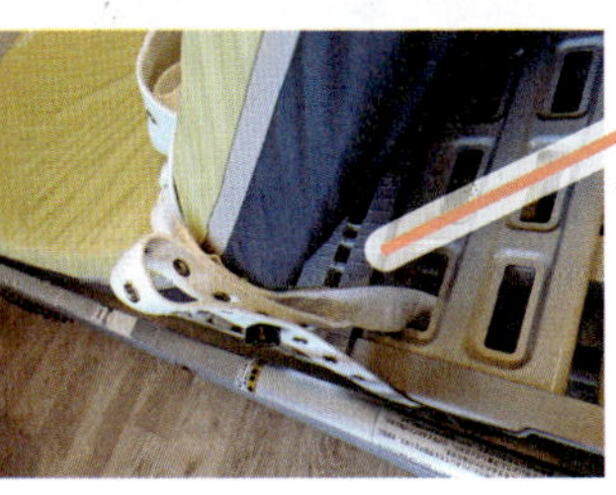

ベッドを挙上したときにプラスチックが破損する可能性があるため、ベッドの床板にある金属部の一番下に通す

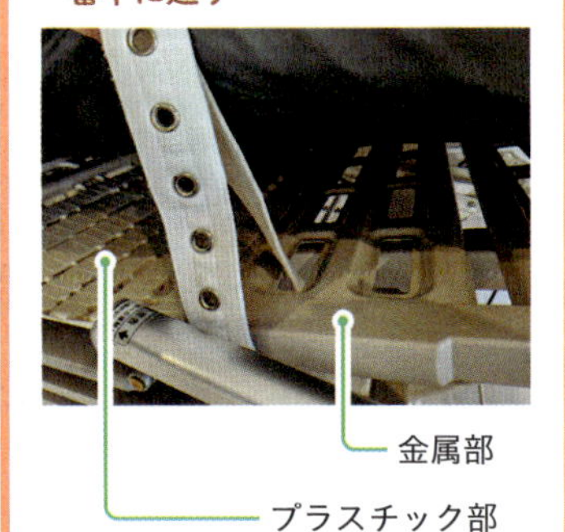

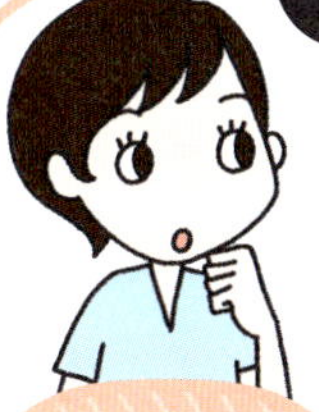

55 身体拘束の解除を見きわめることが難しい

ココに困った…

夜勤の受け持ち患者のBさんは術後の持続点滴もあり、点滴を抜去する可能性がある。身体拘束を行い、安静保持や点滴抜去を予防したい。先輩と相談して上肢拘束をしたけれど、いつまで拘束を続けるのかな？ どうしたら外せるのかな？

若手看護師
アンナさん

担当する患者さんの情報

- Bさん、80歳代、女性（53と同一人物）。
- 卵巣腫瘍のため入院、転倒歴により頸部大腿骨骨折の既往歴あり。
- 全身麻酔にて腹腔鏡下の卵巣手術を施行。
- 術後はベッド上安静、翌朝安静解除となる予定。
- 理解力低下により安静保持が困難。
- 持続の点滴あり。

アンナさんは、Bさんが①持続点滴をしている、②転倒のリスクあり、③安静への理解力が乏しいことにより、ベッド上での安静を保つことが困難で、点滴を抜去するリスクがあると考えました。そのため、医師の指示と看護師2人の判断で、上肢拘束を行うことを選択しました。
これで点滴の抜去は予防できると考えましたが、抜去などのリスクばかり考えて、身体拘束以外で対応できるか検討せずに行動してしまいました。

スタンダードのケア

- 身体拘束を解除する際は、身体拘束の三要件→P.143に基づきながら、毎日、必要性を検討する。

Key word 多職種／安全／身体拘束の三要件

私たち、こうしてます！

先輩ナースからのアドバイス

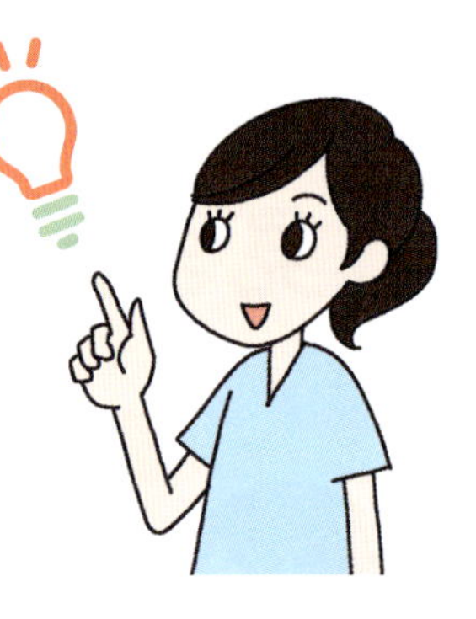

身体拘束の緊急やむを得ない場合の三要件をもとに、身体拘束を当たり前と思わないことが大切です。
身体拘束をすぐに選択するのではなく、身体拘束解除のめやすを参照し、他の代替案はないのか、看護師や医師とともに身体拘束の妥当性を話し合います。
身体拘束に関する患者さんと家族の思いをよく聞き、患者さんや家族の気持ちや立場を常に考えるとよいでしょう。
また、身体拘束を選択する前に、リスクを減らすために以下のような対応ができます。

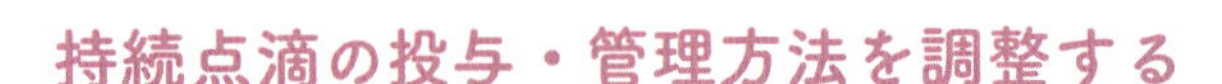

持続点滴の投与・管理方法を調整する

持続点滴を日中の点滴投与へ変更可能であるか医師と検討します。Point 夜間点滴がないことで、点滴抜去のリスクが低下することや、Bさん自身、夜間睡眠時に気兼ねなく寝返りができるようになります。
持続点滴ルートは、襟元からルートを出し、またパジャマの袖口を狭くすることや点滴棒をBさんの視界に入らないよう頭部側に設置するなど工夫をすることで、点滴が気にならないことがあります。Point

環境を整え、できる限りベッドサイドで寄りそう

ベッドの高さを調整する、周囲の環境を整理するなどの工夫を行います（転倒防止マットを床に敷くことで、転倒による骨折予防ができる）。
筋力低下をきたしている場合、早期に運動療法を開始するなど、医師の連携を依頼します。
可能な限りベットサイドで看護記録を行い、Bさんの言動を観察します。援助するときにはBさんへ声をかけます。Point 看護師に対して遠慮してナースコールを押せないこともあるため、看護師が少しでもそばにいて、その場で対応できることで、患者さんの不安の軽減や安心感を提供し、看護師に声をかけやすい雰囲気をつくります。
身体拘束はBさんの協力が得られる場合は、必ず解除できる保証を伝えることで安心につながります。

見当識・生活リズムを整える

せん妄により理解力が低下し、安静保持が困難な場合は、カレンダーを見ながら日付や場所を伝え、テレビや音楽鑑賞、散歩などで生活リズムを整えます。Point このような取り組みでせん妄改善につながり、転倒·転落のリスクを回避できることがあります。

面会時は身体拘束をいったん解除する

家族の面会時は、一時的に身体拘束を解除します。一時解除中は、Bさんが点滴チューブに触れないよう手を握ることで、Bさんのリラックス効果や身体拘束をされている不安や緊張感が和らぎ、チューブ類に注意を払うことへの認識につながります。

危険を回避するために、上記のようなさまざまな工夫を取り入れ、患者さん自身が危険を認識し、回避できるときが拘束解除を見きわめるタイミングです。その際は、１人で見きわめ

るのではなく、周囲のスタッフへ相談すること、そして多職種で話し合い、身体拘束の三要件に基づき、本当に身体拘束が必要なのか検討し、身体拘束を解除していく取り組みが重要です。
身体拘束を解除した場合は、患者さんと家族へ身体拘束解除によって出現するリスクについて説明し、看護記録に記載していきましょう。

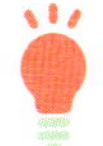

身体拘束の三要件

切迫性	本人または他の入所者(利用者)などの生命または身体が危険にさらされる可能性が著しく高いこと
非代替性	身体拘束その他の行動制限を行う以外に代替する方法がないこと
一時性	身体拘束その他の行動制限が一時的なものであること

厚生労働省令和５年度老人保健健康増進等事業介護施設・事業所等における身体拘束廃止・防止の取組推進に向けた調査研究事業：介護施設・事業所等で働く方々への身体拘束廃止・防止の手引き．令和６(2024)年３月：20．
https://www.mhlw.go.jp/content/12300000/001248430.pdf(2024.6.10. アクセス)より引用

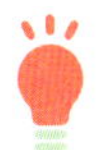

身体拘束解除のめやす

- 身体拘束を解除するフローチャートは各施設や病院によりさまざまある。
- 身体拘束解除のめやすに該当する、かつ状況を判断できるのか、医師または看護師２人以上にて各勤務帯で検討し解除する。

- 治療に必要な点滴ルート、各種ドレーン、気管内チューブなどの抜去のリスクがない（治療上、不必要となり抜去した場合も含む）
- 転倒・転落のリスクが低い
- 創部汚染リスクがない
- 自傷・他害のリスクがない
- その他、患者生命の危険や疾病の悪化・回復遅延のリスクが低い

文献

1) 厚生労働省令和５年度老人保健健康増進等事業介護施設・事業所等における身体拘束廃止・防止の取組推進に向けた調査研究事業：介護施設・事業所等で働く方々への身体拘束廃止・防止の手引き．令和６(2024)年３月．https://www.mhlw.go.jp/content/12300000/001248430.pdf(2024.6.10. アクセス)
2) 日本看護倫理学会臨床倫理ガイドライン検討委員会編：身体拘束予防ガイドライン．日本看護倫理学会，東京，2015．https://www.jnea.net/wp-content/uploads/2022/09/guideline_shintai_2015.pdf(2024.6.10. アクセス)
3) 日本看護倫理学会ホームページ．https://www.jnea.net/(2024.6.10. アクセス)
4) 厚生労働省身体拘束ゼロ作戦推進会議：身体拘束ゼロへの手引き．平成13(2001)年３月．

索引

和文

あ

い

う

え

お

か

き

く

け

こ

さ

し

す

せ

そ

た

ち

ふ

へ

ほ

ま

み

む

め

も

や

ゆ

欧文・数字

ベッドサイドで困ったとき「私たち、こうしてます!」
実践力をUPするケアの技術

2024年9月3日　第1版第1刷発行

編　著　聖マリアンナ医科大学病院看護部

発行者　有賀　洋文
発行所　株式会社　照林社
〒112-0002
東京都文京区小石川2丁目3-23
電話　03-3815-4921（編集）
　　　03-5689-7377（営業）
https://www.shorinsha.co.jp/
印刷所　株式会社シナノ パブリッシング プレス

検印省略（定価はカバーに表示してあります）
ISBN978-4-7965-2626-5